全国中医药行业职业教育"十四五"创新教材

食疗与药膳

（活页式）

（供高等职业院校中药学、中医康复技术等专业用）

主 编 郭 梅

全国百佳图书出版单位

中国中医药出版社

·北 京·

图书在版编目（CIP）数据

食疗与药膳 / 郭梅主编 . -- 北京：中国中医药出版社，2024. 12.（2025.7 重印）-- （全国中医药行业职业教育"十四五"创新教材）.

ISBN 978-7-5132-9149-1

Ⅰ . R247.1；TS972.161

中国国家版本馆 CIP 数据核字第 2024CP9727 号

中国中医药出版社出版

北京经济技术开发区科创十三街 31 号院二区 8 号楼
邮政编码　100176
传真　010-64405721
北京盛通印刷股份有限公司印刷
各地新华书店经销

开本 787×1092　1/16　印张 13.125　字数 310 千字
2024 年 12 月第 1 版　2025 年 7 月第 3 次印刷
书号　ISBN 978 - 7 - 5132 - 9149 - 1

定价　58.00 元
网址　www.cptcm.com

服 务 热 线　010-64405510
购 书 热 线　010-89535836
维 权 打 假　010-64405753

微信服务号　zgzyycbs
微商城网址　https://kdt.im/LIdUGr
官 方 微 博　http://e.weibo.com/cptcm
天猫旗舰店网址　https://zgzyycbs.tmall.com

如有印装质量问题请与本社出版部联系（010-64405510）

全国中医药行业职业教育"十四五"创新教材

《食疗与药膳》

编委会

主 编

郭　梅（北京卫生职业学院）

洪巧瑜（北京卫生职业学院）

副主编

史　洁（北京卫生职业学院）

张俊美（安徽中医药高等专科学校）

王　妍（北京卫生职业学院）

编　委（按姓氏笔画排序）

王玉敏（航天中心医院/北京大学航天临床医学中心）

牛丽娜（北京市海淀区卫生学校）

李希珍（沧州医学高等专科学校）

杨莹莹（北京卫生职业学院）

宋　洁（北京卫生职业学院）

苗迎春（北京中医药大学东直门医院）

闻晓婧（北京卫生职业学院）

莫　愁（天津生物工程职业技术学院）

编写说明

　　为贯彻落实全国职业教育工作会议精神，推动职业教育教学改革，适应医药卫生行业对高技能人才的需求，着力推进中医药继承与创新，北京卫生职业学院组织编写了全国中医药行业职业教育"十四五"创新教材（活页式）《食疗与药膳》，供高等职业院校中药学、中医康复技术等专业使用。

　　本教材紧扣中药学、中医康复技术专业岗位（群）的能力、素质要求，以职业技能为核心，采用模块式编写方法，以任务引领进行内容编写。注重课程学习与思政相融合，明确知识与技能相结合的操作性和实用性，突出祖国传统文化智慧和现代大健康的知识、理念和方法，强调技能要求和操作流程、操作要点。

　　教材按照理论知识和技能操作，划分为两大模块、六个项目。理论模块设置任务资讯、知识拓展、项目评价，实操模块设置任务流程图、工作任务、任务分析、任务实施和任务评价，理论和实践有机结合，突出教学与实践岗位的对接。

　　教材内容力求以实用、够用为主，突出职业技能特色，体现素质教育和创新能力、实践能力的培养，注重中医药传统文化的传承和发展，为学生知识、能力、素质协调发展创造条件，以达到培养高素质高质量应用技术型人才的目的。

　　教材注重充分发挥学生的主体作用，按照学生的认知规律和学习特点，由浅入深地梳理、整合、优化，采用活页式装订教材，扫描二维码即可观看相关学习资料，便于学生随时、随地进行学习。

　　教材编写分工：模块一项目一由张俊美编写，项目二由闻晓婧编写，项目三由洪巧瑜、杨莹莹编写；模块二项目四由史洁编写，项目五由李希珍、莫愁编写，项目六由郭梅、王妍、牛丽娜、王玉敏、苗迎春编写。最后由宋洁协助主编统稿和校对。

　　虽然编委会全体成员对教材内容字斟句酌，对文稿反复校对，但由于水平所限，难免存在不足之处，恳请广大师生在使用过程中提出宝贵意见，以待再版时加以修改补充，日益完善提高。

《食疗与药膳》编委会

2024 年 10 月

目录

模块一 食疗与药膳基础知识 / 1

扫一扫
查看本书数字化资源

项目一　中医食疗与药膳发展概况　3

任务一　中医食疗、药膳的概念及内容　　5
任务二　中医食疗、药膳发展简史　　7

项目二　中医食疗的理论基础　13

任务一　中医食疗的基本特点　　15
任务二　中医食疗的基本原则　　18
任务三　中医食疗的治法　　20
任务四　食物的配伍　　23
任务五　食物的四气五味　　25
任务六　食疗禁忌　　27

项目三　食物的性能与应用　31

任务一　解表类食物　　33
任务二　清热类食物　　35
任务三　止咳平喘类食物　　39
任务四　理气类食物　　41
任务五　温里类食物　　43
任务六　化湿祛湿类食物　　45
任务七　补益类食物　　47
任务八　消食类食物　　56
任务九　理血类食物　　58
任务十　平肝息风类食物　　60
任务十一　润下类食物　　61
任务十二　安神类食物　　62
任务十三　收涩类食物　　63

目录

模块二　食疗与药膳应用／67

项目四		辨体施食	69
任务一		阳虚体质人食养	71
任务二		阴虚体质人食养	73
任务三		气虚体质人食养	75
任务四		血虚体质人食养	77
任务五		痰湿体质人食养	79
任务六		瘀血体质人食养	81
任务七		气郁体质人食养	83
任务八		湿热体质人食养	85
项目五		常见疾病的食疗	89
任务一		感冒	91
任务二		咳嗽	97
任务三		高血压	108
任务四		高脂血症	117
任务五		抑郁症	123
任务六		慢性胃炎	130
任务七		肥胖	137
任务八		便秘	142
任务九		糖尿病	148
任务十		痛风	153
项目六		实训指导	163
实训一		制作发散风寒类药膳	165
实训二		制作发散风热类药膳	168

目录

模块二　食疗与药膳应用／67

实训三　　制作清热解暑类药膳　　　　　171

实训四　　制作温里类药膳　　　　　　　174

实训五　　制作消食类药膳　　　　　　　177

实训六　　制作补气类药膳　　　　　　　180

实训七　　制作补阳类药膳　　　　　　　183

实训八　　制作滋阴类药膳　　　　　　　186

实训九　　制作补血类药膳　　　　　　　189

实训十　　制作脾虚不运证肥胖人群药膳　192

实训十一　制作气虚血瘀证高血压人群药膳　195

实训十二　制作热秘人群药膳　　　　　　198

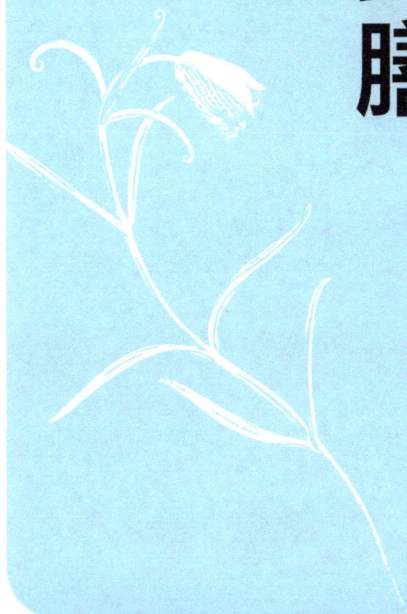

模块一

食疗与药膳
基础知识

项目一　中医食疗与药膳发展概况

扫一扫
查看本项目数字化资源

学习目标

❶ 知识目标

（1）掌握：中医食疗、药膳的概念。

（2）熟悉：中医食疗与药膳的关系。

（3）了解：中医食疗发展简史。

❷ 技能目标

（1）能够说出中医食疗、药膳的概念。

（2）能够说出中医食疗与药膳的关系。

（3）能够简单说出中医食疗的发展历史。

❸ 素质目标

（1）培养学生对祖国传统文化的热爱，培养民族自豪感，增强文化自信。

（2）培养学生作为医药工作者应具有的优良品质，如勇于献身、医者仁心、刻苦求学、治学严谨等。

课前预习

任务一　中医食疗、药膳的概念及内容

任务资讯

一　中医食疗的概念

中医食疗又称食治，是指在中医药理论指导下，用具有药理作用的食物治疗疾病、促使机体康复的一种方法。

食物不仅能为机体提供维持生命活动的营养物质，具有营养作用，而且与中药一样，也具有相应的性味归经和功效，可以治疗疾病。食疗以疾病为研究对象，利用食物不同的偏性，合理配伍，并且兼顾疗效与美味。食疗疗效确切，安全无毒，简便易行，更易被大众接受，特别是在慢性病、孕期疾病、小儿病等的调护方面具有不可替代的作用。

中医食疗学是在中医药基本理论指导下，研究和阐明食物的性能、功效及其运用规律的一门学科。

二　药膳的概念

药膳是在中医药理论指导下，将中药与食品合理配伍，采用传统制作工艺和现代加工技术，制成的一种既能果腹以满足人们对美味食物的追求，又具有保健、预防、治疗作用，色、香、味、形俱佳的特殊膳食。

药膳学是在中医药理论指导下，研究药膳的基础知识、临床应用及开发研究的一门学科，是中医学的一个分支学科。

三　食疗与药膳的关系

食疗与药膳最早混称为食养、食治、食疗，没有严格区分，但从现代概念上说，食疗与药膳有一定的差异。食疗与药膳的共同点是：二者均须在中医药理论指导下辨证制作，在医师指导下服用；组成材料中均包含食物。区别是：其一，食疗是一种利用食物治疗疾病的方法，食疗强调"治疗"作用，主要应用于患病群体以达到治疗疾病的目的；药膳则是将中药与食物相

配伍制成的特殊膳食，使人们在享受美食的同时，获得调理机体及防病、治病的效果，各类人群均可使用。所以，食疗不一定是药膳，药膳也不等同于食疗。其二，食疗选用的是普通食品或者药食两用的食品（《中华人民共和国食品卫生法》第十条规定：食品不得加入药物，但是按照传统既是食品又是药品的作为原料、调料或者营养强化剂加入的除外）；而药膳则是加入了中药，不是单纯的食品。食疗与药膳的关系见表1-1。

表1-1 食疗与药膳的关系

	适用人群	材料构成	功效	属性
食疗	患病人群	食品	治疗	一种治疗方法，功能概念
药膳	未病、欲病及患病人群	中药和食品	保健、预防、治疗	一种膳食，形态概念

02 任务二　中医食疗、药膳发展简史

任务资讯

一　远古时期至周代

远古时期，华夏先民为了生存与繁衍在生产生活实践中发现许多既可饱腹充饥，又能治疗疾病的食物。《淮南子·修务训》记载："古者民茹草饮水，采树木之实，食蠃蚌之肉，时多疾病毒伤之害，于是神农乃始教民播种五谷……尝百草之滋味，水泉之甘苦，令民知所避就，当此之时，一日而遇七十毒。"表明远古时代人民已经有意识、有目的地寻求食物和药物了。火的使用改变了人类茹毛饮血的生食习惯，《韩非子·五蠹》说："民食果蓏蚌蛤，腥臊恶臭，而伤害腹胃，民多疾病。有圣人作，钻燧取火，以化腥臊。"减少了疾病，增强了体质，促进了智力的发展，扩大了人类食物范围，也为食疗的发展开辟了全新的途径。

殷商时代，食物种类和烹调技术都有了长足的发展。伊尹论烹调术指出，各种食材各有特点，需要不同的烹饪技巧，调味之妙在于五味的巧妙配合。《吕氏春秋·本味》："夫三群之虫，水居者腥，肉玃者臊，草食者膻。臭恶犹美，皆有所以。凡味之本，水最为始。五味三材，九沸九变，火为之纪。时疾时徐，灭腥去臊除膻，必以其胜，无失其理。调和之事，必以甘酸苦辛咸，先后多少，其齐甚微，皆有自起。"食物种类的增多，姜、桂、盐、酱等调味品的出现，以及高超的烹调技术为后世食疗学的发展奠定了基础。酒作为饮品和药品被广泛使用，我国现存最早的方书《五十二病方》中除善用酒治疗疾病之外，还广泛使用醋、羊肉、鱼、米、薤、桂、姜、椒、盐等食品，所涉及疾病中约一半使用了食疗。

由于生产力的发展，周代各行业划分更细，出现了食医、疾医、疡医和兽医的区分。《周礼》要求食医"掌王之六食、六饮、六膳、百羞、百酱、八珍之齐"，提出"凡食齐视春时，羹齐视夏时，酱齐视秋时，饮齐视冬时；凡和，春多酸，夏多苦，秋多辛，冬多咸，调以滑甘"。疾医"掌养万民之疾病"，要"以五味、五谷、五药养其病"，说明周代医生已积极利用食物来保养身体和治疗疾病。周朝宫廷设内饔之职检查监督宫廷饮食卫生，"辨腥、臊、膻、香之不可食者"。这些记载说明，早在西周时期就出现了专职从事药膳制作和应用的专职人员，并积累了一定的食疗和药膳学知识，对膳食用于保健、防病、治病有了很多实际运用的经验。

二 秦汉时期

《黄帝内经》既是中医学也是食疗学理论和实践发展史上重要的奠基石。《黄帝内经》认为，辛、酸、甘、苦、咸五味分别具有不同的作用，"辛散，酸收，甘缓，苦坚，咸软"（《素问·脏气法时论》），因而对机体也有不同的影响，提出"五味入于口也，各有所走，各有所病，酸走筋，多食之，令人癃；咸走血，多食之，令人渴；辛走气，多食之，令人洞心；苦走骨，多食之，令人变呕；甘走肉，多食之，令人悗心"（《灵枢·五味论》），并论述了常见食物的味，如"粳米、牛肉、枣、葵皆甘""小豆、犬肉、李、韭皆酸""麦、羊肉、杏、薤皆苦""大豆、豕肉、栗、藿皆咸""黄黍、鸡肉、桃、葱皆辛"（《素问·脏气法时论》）。《黄帝内经》论述了五味与五脏的关系，提出"五味所入：酸入肝，辛入肺，苦入心，咸入肾，甘入脾"（《素问·宣明五气》），并对五脏之病提出五宜、五禁。"脾病者，宜食秔米饭、牛肉、枣、葵；心病者，宜食麦、羊肉、杏、薤；肾病者，宜食大豆黄卷、猪肉、栗、藿；肝病者，宜食麻、犬肉、李、韭；肺病者，宜食黄黍、鸡肉、桃、葱。""肝病禁辛，心病禁咸，脾病禁酸，肾病禁甘，肺病禁苦。"（《灵枢·五味论》）《黄帝内经》也论述了药治与食疗的关系，强调药食结合，才能达到调治机体的目的。"毒药攻邪，五谷为养，五果为助，五畜为益，五菜为充。气味合而服之，以补精益气。"并主张以食疗善后，"大毒治病，十去其六；常毒治病，十去其七；小毒治病，十去其八；无毒治病，十去其九。谷肉果菜，食养尽之，无使过之，伤其正也。"（《素问·五常政大论》）另外，《黄帝内经》所载方中有食疗方6首。《黄帝内经》确立了五味的概念、作用及与五脏的关系，明确了药食配伍的方法、原则与禁忌，为中医食疗和药膳学的发展奠定了理论和实践基础。

《神农本草经》是我国现存最早的药物学专著，其中收录多达50种食物的性能及功效，如酸枣、葡萄、干姜、山药、大枣、龙眼、赤小豆、大米等，为中医食疗的应用提供了重要的指导和参考。

东汉张仲景所著《伤寒杂病论》中所涉及的食疗内容主要包括三个方面：第一，确定了食疗的原则，辨证论治的思想对食疗辨证择食、辨证施膳的原则具有重要的指导价值；第二，记载了很多食疗方，如甘麦大枣汤、当归生姜羊肉汤、百合鸡子黄汤、蜜煎导方、猪肤汤等；第三，论述了食禁及食物相克的问题。

三 魏晋隋唐时期

魏晋隋唐时期，中医食疗得到了长足的发展。这个时期，药膳的种类和数量逐渐增多，相关著述也开始大量出现。

在魏晋时期，西域饮食文化及食物的传入为食疗学的发展提供了新的契机，食疗学得到了更多的关注，出现了很多食疗专著，如东晋张湛的《养生要集》，南北朝时刘休的《食方》等。隋以前食疗专书有27种，但是多已失传。晋代医家葛洪所著的《肘后备急方》虽是治疗疾病的方书，但收录了很多食疗方剂，如用梨子配伍花椒治嗽、小豆汁治疗腹水、小蒜治疗霍乱病等；

所涉及的食物种类繁多，有五谷、菜蔬、水果、鱼类、禽蛋类，以及醋、盐、蜜、酒等；食疗制作方法也非常丰富，有灸、蒸、烩、煎、煮、炒、炖、煨等十几种方法；食疗形式多样，有菜肴、汤羹、烧饭、汁、药粥、药酒等，推动了食疗学的发展。

到了隋唐时期，由于大一统王朝的重新建立，社会环境和经济基础改善，食疗学的独立地位更加明确，相关著述也更加丰富。唐代孙思邈《备急千金要方》著"食治"专篇提出食养、食疗的原则，认为治病应食疗为先，"夫为医者，当须先洞晓病源，知其所犯，以食治之。食疗不愈，然后命药"，不应过度用药，"人体平和，唯须好将养，勿妄服药""安身之本，必资于食""不知食宜者，不足以存生也"，并认为不可进食太杂、太多，"食不欲杂""凡常饮食，每令节俭"，并论述了许多食物的性能、功效及主治。全书共涉及食物162种，其中果实类30种，菜蔬类63种，谷米类24种，鸟兽类45种，奠定了食疗原料学的基础。《备急千金要方》中还载录了很多食疗方，如赤小豆散、猪膏煎、羊肉汤、大豆紫汤等。孟诜在此基础上，广搜食疗方，结合自己多年积累的实践经验，编著了《补养方》三卷，后张鼎将其补订改名为《食疗本草》。孟氏原书收载本草138种，张氏补入89条，合为227条，记载了许多唐初本草书中未载的食用药物。书分上中下三卷，按类排列，并载录性能、功用、禁忌，鉴别异同，并附载单方。所列食治药物，多为人们常用的食物、酱菜、果品、肉类等，反映了以食养脏、脏器疗法的思想。该书是我国现存最早的食疗学专著，对研究本草文献及饮食疗法发展史有重要的参考价值。另外，《外台秘要》《食医心鉴》等著作也记载了丰富的食疗内容。

四　宋金元时期

宋金元时期是食疗学发展的重要阶段。这个时期，人们不断探索新的食材和食疗方法，同时也不断完善和丰富食疗学的理论体系，一些重要的方书和食疗学著作相继问世，如《太平圣惠方》《圣济总录》《养老奉亲书》《饮膳正要》等。《太平圣惠方》将食疗的作用归纳为"病时治病，平时养身"，并列举了许多药膳类型和食疗方。《圣济总录》载有食治方285首，并且进一步增加了许多药膳种类。《养老奉亲书》载录老年食疗方剂162首，是一部关于老年疾病治疗保健的著作。元代忽思慧的《饮膳正要》是我国第一部营养学专著，它融合了汉蒙两族饮食文化，从营养学角度分析了饮食对预防疾病的重要性，认为在病后服药不如在未病时注意营养以预防疾病。它制定了饮食卫生法则，对保持身体健康和防止食物中毒提供了许多实用的建议，如"食勿令饱"和"饮勿令过"等。本书共载录药膳方158首，对所载录食品的性味与作用逐一加以说明，并提供了大部分附有绘图的食物加工方法，使得药膳和食疗的制作更为直观易懂。贾铭的《饮食须知》、吴瑞的《日用本草》、娄居中的《食治通说》等都从不同角度论述了食疗，推动了中医食疗学的发展。

五 明清时期

到明清时期食疗学逐渐发展成熟。载入医籍中的食物数量大为增加，也涌现出更多的食疗学著作。明代朱橚著的《救荒本草》记载了当时的野生植物414种，对每种植物的根、茎、叶、花、果实等都绘有形象逼真的插图，并附以说明，详述其产地、名称、性状、性味、可食部分及食法等。它的问世，对于当时民众救饥度荒发挥了重要作用。徐春甫编纂的《古今医统大全》详细记载了药膳的烹制方法及类型，如酒、醋、酱、茶汤、菜蔬、鲜果类、肉类、酪酥、蜜饯等。明朝医药学家李时珍的《本草纲目》载录谷、菜、果、鳞、介、兽等食物近500种，详细阐述了每种食物的来源、性味、主治、功效及食疗验方等，并收录了许多食疗学有关佚文。清朝沈李龙广辑群书编撰而成《食物本草会纂》，涵盖了清代之前的食疗内容，全书共12卷，分为水部、火部、谷部、菜部、果部、鳞部、介部、禽部、兽部等。清代章穆著《调疾饮食辩》（又名《饮食辩录》）是一部专门论述食物及其药用的本草和食疗著作。全书共六卷，分为总类（包括水、火、油、代茶）、谷类、菜类、果类、鸟兽类及鱼虫类，计六大类，共收载药用食物六百余种，全面系统地介绍了药用食物的名物训诂、产地、性味、功用和宜忌。每药附录医方，诸方皆取"极平稳且极应验"者，以供随时检用。其他如《费氏食养三种》《古今治验食物单方》《本草饮食谱》等也均有较高的学术价值。

六 近现代时期

近现代时期，随着人们对健康饮食的认识不断加深，对食疗药膳方的需求也不断增加。食疗学进一步蓬勃发展。食疗学专著大量出版，如张若霞的《食物治病新书》，杨志一、沈仲圭合著的《食物疗病常识》，秦伯未主编的《中医疗养专刊》，叶橘泉的《食物中药与便方》等。《中医食疗学》《中医药膳学》的出现，标志着中医食疗学和中医药膳学已经分别发展成一门独立的学科。研究者们通过不断发掘、整理和研究，成功开发出一系列食疗药膳方。在传统食材的基础上，人们发现了许多新的食材，并将其应用到食疗当中。例如，人们发现食用菌、螺旋藻等具有很好的药用价值，可以用于治疗多种疾病。食品科技的发展也为食材的开发和应用提供了强有力的支持。人们利用现代科技手段对食材的营养成分、功能成分等进行深入研究，开发出更多具有特殊功能的食材，如富含抗氧化物质的食材、富含膳食纤维的食材等。此外，除了传统的食疗药膳方外，还出现了一些新的食疗途径，如营养补充剂、食品添加剂、功能性食品等。

知识拓展

叶橘泉与《食物中药与便方》

　　叶橘泉（1896—1989），浙江吴兴（今湖州）人，我国近现代著名临床医家。为帮助人民群众防治疾病，叶橘泉按照"便"（就地取材）、"验"（行之有效）、"廉"（少花或不花钱）的原则编撰了《食物中药与便方》一书。该书是一本关于食疗的专著，于1973年由江苏人民出版社出版，1977年增订再版。全书收载全草类、根茎类、花、种子、瓜果类、加工类、动物类食物中药共183种，载录食疗便方901首。每药按来源、性味、功用、便方或成分、药理等项介绍。书末附有按系统分类使用的便方索引及按首字笔画排列的药名索引，方便读者检索药物和便方。增订本增加了百余种食物中药及相关便方，并补充了插图与附录。

项目评价

一 名词解释

1. 食疗
2. 药膳

二 填空题

1.《黄帝内经》认为辛_____、酸_____、甘_____、苦_____、咸_____。

2. 我国现存最早的食疗专著是《_____》。

3. 食疗的适用人群为_____。

三 单项选择题

1.《黄帝内经》认为五味所入，酸入（ 　 ）

　　A. 肝　　　　　B. 脾　　　　　C. 肺　　　　　D. 肾　　　　　E. 心

2. 我国第一部营养学专著是（ 　 ）

　　A.《黄帝内经》　　　　　B.《备急千金要方》　　　　　C.《饮膳正要》

　　D.《肘后备急方》　　　　　E.《食物中药与便方》

四 简答题

请简述食疗与药膳的关系。

项目二　中医食疗的理论基础

扫一扫
查看本项目数字化资源

学习目标

❶ 知识目标

（1）掌握：食物的配伍、四气五味及食疗禁忌。

（2）熟悉：中医食疗的治法。

（3）了解：中医食疗的基本特点和基本原则。

❷ 技能目标

（1）能够说出各类食疗治法、食物配伍、四气五味及食疗禁忌。

（2）学会中医食疗的治法。

（3）学会中医食疗的基本特点和基本原则。

❸ 素质目标

（1）培养学生树立健康的饮食理念，养成良好的饮食习惯。

（2）进一步建立良好的师生关系和同学关系，培养团队精神、合作意识。

课前预习

任务一　中医食疗的基本特点

任务资讯

一　整体观念

1. 人体是有机的整体　人体是由若干组织和器官组成的，各个组织或器官都有着各自不同的功能，这些不同的功能又是整体活动的组成部分，决定了机体的整体统一性。因而在生理上相互联系，以维持生理活动的协调平衡，在病理上则相互影响。人体整体统一性的形成，是以五脏为中心，配以六腑，通过经络系统"内属于脏腑，外络于肢节"的作用而实现的。五脏代表着人体的五个系统，人体所有器官都可以包含在这五个系统中。人体是以五脏为中心，通过经络系统，把六腑、五体、五官、九窍、四肢百骸等全身组织器官联系成有机整体，并通过精、气、血、津液的作用，来完成机体统一的功能活动。这种五脏一体观反映了人体内部器官不是孤立的，而是相互关联的一个统一整体。

2. 人与自然界的统一性　人生活在自然界中，自然界的变化可以直接或间接地影响人体，而人体则相应地产生反应，属于生理范围内的，为生理的适应性。自然界季节气候的变化，昼夜晨昏的运转，地方区域的不同，都对人体有不同的影响。如自然界一年中有春温、夏热、长夏湿、秋燥、冬寒的气候变化，人体受其影响，也随之以不同的生理功能来适应。如春夏阳气发泄，气血容易趋向于体表，表现为皮肤松弛、疏泄多汗等；秋冬阳气收藏，气血容易趋向于里，表现为皮肤致密、少汗多尿等。又如江南多湿热，则人体腠理多疏松；北方多燥寒，则人体腠理多致密。如果超越了这个范围，则为病理性反应。如春季多温病，夏季多暑病，秋季多燥咳，冬季多伤寒等。

3. 饮食是协调整体的重要因素　饮食是协调机体自身整体性及其与自然界统一性的重要因素。饮食对人体的作用是整体、综合的作用，中医食疗学十分注重饮食对人体的整体作用。

一方面，饮食对人体自身的完整性有着重要的影响。饮食物中的精微物质被消化、吸收，生成人体的气血津液，从而成为人体脏腑组织器官功能活动的物质基础，这是所有饮食物对人体的共同作用。饮食物通过自身的性味功效对人体各种脏腑组织器官产生的作用，是以五脏为中心的，如饮食五味对五脏及其所属组织器官各产生不同作用，而通过五脏与五体之间的关系，五味对五体也产生相应特殊的作用。五味过食，容易损伤五脏之气，从而损伤五体；而五体有病，又通过五味与五脏的关系各有节制。由此可见，饮食对人体的作用是以五脏为中心并通过五脏影响全身组织器官的。因此，中医食疗学在制定具体的食养食疗措施时，也总是以整体观念为基础的。

另一方面，合理的饮食是协调人体与自然界的重要因素。饮食是人与自然界接触最为密切的因素。人类自诞生以来，就在不断寻求满足人体健康需要的饮食内容和方式，对于自然界中有些不能改变或不易改变的因素，人们尽量从饮食中去寻求有利因素以弥补不足。季节气候的变化，地区方域的差异，是不能改变的。中医食疗学提出了因时制宜、因地制宜的饮食观点，用以调节人与自然的关系。如气候寒凉的时候避免食用寒凉的食物，气候温热的时候避免食用温热的食物。

二 辨证施食

辨证施食是中医食疗学认识人体生理与病理，进行食养与食疗的基本原则，是中医食疗学对人的生理、病理的一种特殊的研究和处理方法，也是中医食疗学的重要特点之一。

证，即证候，是机体在疾病发展过程中的某一阶段的病理概括。辨证是决定食疗的前提和依据，施食是治疗疾病的手段和方法之一。辨证施食是饮食治疗的基本原则。在饮食治疗中，首先要注重证的分辨，然后才能正确地施食。例如感冒，出现发热恶寒、头身疼痛等症状，病属在表，但由于致病因素和机体反应性不同，又常表现为风寒感冒、风热感冒两种不同的证。只有把感冒所表现的"证"是属于风寒还是风热辨别清楚，才能确定用辛温解表或辛凉解表方法，从而给予相应的饮食。辨证施食能辩证地看待病和证的关系，既可看到一种病的几种不同的证，又可看到不同的病在其发展过程中可以出现同一种证，因此在实际应用时，可相应采取"同病异食"或"异病同食"的方法来处理。所谓"同病异食"，是指同一种疾病，由于发病的时间、地区以及患者机体的反应性不同，或处于不同的发展阶段，所以表现的证不同，因而食疗方法也不一样。仍以感冒为例，夏季常常容易感受暑湿邪气，故辨证为暑湿感冒的，在食疗时必须用一些芳香化湿食物，以祛暑湿。不同的疾病，在其发展过程中，由于出现了相同病机，因而也可采用同一方法进行食疗，这就是"异病同食"。如久痢脱肛、胃下垂等，虽为不同的病，但如果均表现为中气下陷证，就都可以用升提中气的方法食疗。

三 重视脾胃

注重脾胃的调理保健，是中医食疗学的又一特点。饮食是人类赖以生存的基础，饮食活动是人体生命活动的重要表现之一，是健康长寿的保证。饮食消化吸收的场所是脾胃，消化与吸收依赖的是健全的脾胃功能，只有脾胃健运，才能接受饮食物并将其转化为精微物质，输送到周身百骸而营养五脏六腑，方能发挥对人体的营养与保健作用。如果饮食不当，首先伤害的是脾胃，脾胃一伤，百病由生。

1. 脾胃保健的先行性　脾胃为后天之本，人自母体分娩后，生长发育以及维持日常生理活动的能源由外界饮食提供，脾胃直接受纳饮食物，进行腐熟，使对人体有用的水谷精微（食气）布散到人体的各脏腑组织，成为各脏腑组织器官运动的能源（脏腑之气）。脾胃消化吸收的水谷精微首先濡养脾胃，这是脾胃对营养物质应用的直接优先性，也是人体特殊的生理需要。只有脾胃得到了充分的滋养，才能进一步使饮食变化精微，以滋气血津液。所以一般在进行食养食疗时，首先要以健脾益气行气的食物来调理脾胃，使之健运通畅，然后再投以食养食疗之品。

2. 饮食失宜首伤脾胃（合理饮食的重要性）　饮食失宜是人体发病原因之一，饮食物主要依靠脾胃消化，故饮食失宜首先损伤脾胃，导致脾胃升降失常，从而聚湿生痰化热或变生他病。饮食失宜包括饮食不节、饮食不洁、饮食偏嗜等方面。饮食不节是饮食量的失调，过饥即摄食不足，以致气血生化乏源，造成正气虚弱，抵抗力降低，易生疾病；过饱即饮食过量，超过了脾胃的消化能力，也会导致脾胃的损伤。饮食不洁指进食不清洁的食物，直接损伤脾胃，引起多种胃肠疾病、寄生虫病、食物中毒等严重后果。饮食偏嗜是指人们对于某些食物的片面爱好，导致人体的阴阳失调或某些营养物质缺乏而生病。饮食偏嗜可概括为寒热偏嗜、五味偏嗜。如过食生冷则易损伤脾阳，导致寒湿内生，发生腹痛泄泻等；过食肥甘厚味，或嗜酒无度，以致湿热痰浊内生，气血郁滞，常可发生痔疮下血，以及肠胃痈疡等。

3. 饮食保健首重脾胃（饮食保健的必要性）　基于脾胃保健的先行性以及饮食失宜首伤脾胃的特点，饮食保健必须首先注重脾胃的保健，做到处处以脾胃健运为先，时时以饮食适宜为重，食物烹调必须以利于消化吸收为要。无论是饮食养生还是饮食治疗，脾胃健运才能有效地吸取水谷精微，达到养生或治疗的目的。在进行食养食疗特别是食补之前，首先要调整好脾胃的功能。

养成优良的饮食习惯，做到合理饮食，才能避免饮食失宜对人体的危害。合理饮食是形与神俱的重要条件，是指饮食要有一定的节度与规律，饥饱要适当，冷热要适宜，五味要兼顾。烹调的目的在于提高食物的消化率，消除食物中的有害因素，从而达到帮助脾胃、保护脾胃的作用。在实际应用中，要灵活使用各种烹调方法，使之利于脾胃的消化吸收。如在炒菜时要上浆挂糊、旺火急炒以避免维生素流失，对一些食物则要煮熟炖烂，以杀灭有害物质，并改变食物结构，缩短消化过程。

02 任务二 中医食疗的基本原则

任务资讯

食物虽然作用平和，但仍有一定的偏性，故在食疗时须根据食物的特点而灵活取舍，合理利用，根据个体需要，选用相应食物，或者合理搭配，以符合人体健康需要。主要有以下基本原则：

一 整体性原则

人体作为一个有机整体，与自然界息息相通，人体内环境与自然环境间呈动态平衡，若因内外环境的改变或致病因素的干扰，破坏了平衡，则可能导致疾病的发生。如气候突然变化，人体骤受寒冷，可导致脏腑功能失调，应及时应用祛寒食物以维持和促使人体内外环境的相对稳定和平衡。

二 平衡膳食原则

平衡膳食原则，即在可能的情况下，尽可能食用多种食物，而使种类齐全，数量充足，比例适当，避免偏食。嗜食某种食物可致使体内某些营养物质缺乏，谷物、肉类、蔬菜、水果，在膳食中均应尽可能占有适当比例，以保证机体的需求。在日常生活中，经常可见到因为饮食偏嗜而引发的疾病，如过食辛辣温热性食物，可造成口渴咽干、腹痛便秘等。我国古代医家早就认识到了这一点，如《素问·五脏生成》曾指出："多食咸，则脉凝泣而变色；多食苦，则皮槁而毛拔；多食辛，则筋急而爪枯；多食酸，则肉胝而唇揭；多食甘，则骨痛而发落。"故尽管食物都有营养机体的作用，但因其性能不同，偏嗜不仅起不到营养作用，反而会导致脏腑功能失调，阴阳失衡，危害健康，滋生疾病。因此，平衡膳食是食疗中的一个重要的应用原则。

三 三因制宜原则

1. 因时制宜 食物的摄入本身就是自然界对人体内环境的一种直接干预，是保持人体内外环境相对统一的重要因素。正确运用不同性能的食物可以使人体顺应气候变化，保持内外环境的稳定，如夏季应多食西瓜、绿豆等，秋季应多食梨、百合等，冬季应多食羊肉、牛肉等。

2. 因地制宜　我国地域广阔、物产丰富，但人们生活的地理位置和生态环境差别较大，故其生活环境和饮食结构不尽相同。注重地域性，是提升食物疗效的关键因素，也是使人体顺应不同地理环境的重要条件，如东南沿海地区潮湿温暖，宜食清淡、长于除湿的食物；西北高原地区寒冷干燥，宜食性温热、长于散寒润燥的食物。

3. 因人制宜　人体的生理病理状况，随着年龄的变化和性别、体质的不同而有明显区别，若根据个人的不同年龄、性别、体质，有选择性地摄入食物，就可以起到防病治病、保持健康的作用。如儿童身体娇嫩，为稚阴稚阳之体，宜选用性质平和、易于消化，又能健脾开胃的食物，而应慎食滋腻峻补之品；老年人气血阴阳渐趋虚弱，身体各部功能亦较低下，故宜选用具有补益作用的食物。凡过于寒凉或温热及难于消化的食物均应慎用。如男性在生理上因消耗体力过多，应注意阳气的守护，宜多食补气助阳的食物；而女性则有经、孕、产、乳等特殊生理时期，容易伤血，故宜食清凉、阴柔、补血之品。阳虚者，宜食温热补益之品；阴虚者，宜食养阴补血之品。气虚易患感冒者，宜食补气之品；湿热较甚者，宜食清淡渗利之品。总之，充分利用食物的各种性能，调节和稳定人体的内环境，使之与自然环境相适应，方能保持健康，祛病延年。

03 任务三 中医食疗的治法

任务资讯

中医食疗的治法包括汗法、化痰止咳法、清热法、理气法、补气健脾法、补血滋阴法、补肾益精法、益阴生津法等。中医食疗的治法见表2-1。

表2-1 中医食疗的治法

治法	概念及分类		作用	适应证	举例说明
汗法	汗法是辛温解表法和辛凉解表法的总称。具有宣发肺气、调畅营卫、开泄腠理的作用	辛温解表法	散寒解表、宣肺止咳	外感风寒、发热恶寒、无汗等症	生姜、葱白、胡荽、胡椒和紫苏、杏仁制成姜糖饮、生姜葱白饮、胡椒面、胡荽拌香干等
		辛凉解表法	清肺解表、止咳	外感风热、发热有汗、头痛口渴、咽痛等症	薄荷、葛根、豆豉、菊花和桑叶、芦根、连翘制成桑叶菊花芦根饮、连翘芦根薄荷汤等
化痰止咳法	化痰止咳法是宣肺化痰法与止咳平喘法的总称。具有消除痰涎、止咳平喘的作用	宣肺化痰法	宣肺温化寒痰或清化热痰	外感风寒、咳嗽、痰液清稀等症或肺热咳嗽、痰液浓稠等症	姜汁、莱菔子和苏子、白芥子等制成生姜三子养亲汤，或竹沥等制成鲜竹沥饮等
		止咳平喘法（宣肺化痰平喘与益气润肺平喘）	宣肺化痰、止咳平喘	肺气不宣、咳嗽气喘等症	梨、枇杷、莱菔子和杏仁、川贝制成川贝杏仁梨饮、莱菔子杏仁枇杷饮等
			健脾补肾、益气润肺、平喘降逆	老年体虚、喘息等症	核桃仁、花生、鸡蛋和白果、杏仁制成四仁鸡子粥等
清热法	清热法是清热泻火法与清热解毒法的总称。具有清热泻火、凉血解毒、滋阴透热等作用	清热泻火法	清热、泻火、除烦、生津、止渴	内热盛、烦躁、口渴、口腔溃疡等症	芦根、西瓜皮、莲子心、荷叶、丝瓜和竹叶、栀子制成竹叶芦根栀子汤、莲心西瓜皮荷叶粥等
		清热解毒法	清邪热、解热毒	咽喉肿痛、双蛾肿大等症	鱼腥草、橄榄、野菊花、马齿苋、绿豆、绿豆衣、柿霜、西瓜霜和金银花制成金银花绿豆汤、橄榄菊花饮等

续表

治法	概念及分类		作用	适应证	举例说明
理气法	理气法是疏肝理气法与健胃行气和中法的总称。具有行气或降气的作用	疏肝理气法	疏肝解郁、理气宽中	疝气痛、胸胁胀痛、腹痛等症	佛手、橘皮、玫瑰花、代代花、茴香和荔枝核、橘核、香附制成橘核茴香汤、香附橘皮茶、佛手橘皮茶等
		健胃行气和中法	理气健脾、燥湿化痰	湿痰咳嗽、胸膈痞闷、恶心呕吐、嗳气吞酸、呃逆不止等症	橘皮、茯苓、佛手、香橼皮、刀豆、柿蒂、冬瓜子和制半夏制成二陈汤、丁香柿蒂汤等
补气健脾法	补气健脾法是补气法与健脾法的总称。具有补气益气,健运脾胃的作用	补气法	补肺气、益脾气、增强脏腑功能、强壮体质	肺虚气弱、喘息短气、语声低怯、易感冒等症;脾虚、精神困顿、四肢无力、食少便溏等症	补益肺气法选用大枣、饴糖、蜂蜜、鸡肉和人参、党参、黄芪,制成补虚正气粥、芪参糖等;补益脾气法选用糯米、大枣、猪肚、鸡肉、鹌鹑、山药和党参、白术等,制成大枣粥、山药羹等
		健脾法	健脾除湿、益气升陷	脾虚水湿不运、面浮身重、四肢肿满、肠鸣泄泻等症;气短声怯、大便滑泄、脱肛、子宫下垂、胃下垂、崩漏带下等属中气下陷者	健脾除湿法选用莲子、芡实、薏苡仁、赤小豆、扁豆、鲫鱼、鳝鱼和茯苓、白术等,制成莲子猪肚、赤小豆鲤鱼汤等;益气升陷法选用鸡肉、羊肉、鸽肉、鲫鱼、大枣、糯米和人参、黄芪、升麻等,制成归芪鸡、人参粥等
补血滋阴法	补血滋阴法是补血法与滋阴法的总称。具有滋生阴血,生津润燥的作用	补血法	增强生血功能、补充血液不足和补心养肝、濡养身体	气血两虚、面色㿠白、晕眩心悸等症;心血不足、心悸怔忡、健忘失眠等症	益气生血法选用胡萝卜、花生、菠菜、大枣、鳝鱼、龙眼肉、鸡肉、猪肝、羊肉和黄芪、人参、当归等,制成归参鳝鱼羹、济生当归羊肉汤等;补血养心法选用龙眼肉、荔枝、大枣、葡萄、猪心、鸡肉和人参、当归、酸枣仁、茯苓等,制成蜜钱姜枣龙眼、归参炖猪心等
		滋阴法	滋补阴液、濡养筋骨、涵敛阳气	肝阴不足、虚风内动所致的手足抽动、筋脉拘急、头目眩晕等症;阴虚火盛、五心烦热、骨蒸潮热、盗汗颧红等症	滋阴息风法选用桑椹、黑豆、鳖肉、龟肉、牡蛎肉、鸡子黄和龟甲、鳖甲、白芍等,制成小定风珠羹、龟甲胶、鳖甲胶、阿胶鸡子黄汤等;滋阴清热法选用梨、藕、荸荠、甘蔗、龟肉、鳖肉、牛乳、鸡子黄和生地黄、龟甲、枸杞子、桑椹等,制成荸荠甘蔗汤、梨汁饮、藕汁饮、生地鸡、清炖乌龟、百合枸杞鸡蛋汤等

治法	概念及分类		作用	适应证	举例说明
补肾益精法	补肾益精法具有补肾气、充元阳、填精髓、强筋骨等作用,适用于肾气不足、精髓亏虚所致的发育迟缓、早衰或遗精、不育等症	补肾滋阴法	滋阴补肾	肾虚亏损、眩晕耳鸣、腰膝酸软、潮热盗汗、消渴、遗精等症	芝麻、黑豆、枸杞子、桑椹、牛乳、猪肾等,制成枸杞炒腰花、双耳汤、芝麻桑椹膏等
		温补肾气法	温阳补肾	腰膝酸软、畏寒肢冷、夜尿清长、阳痿、遗精等症	核桃仁、栗子、韭菜、狗肉、麻雀肉和肉苁蓉、淫羊藿等,制成核桃仁炒韭菜、狗肉煲等
		填精补髓法	填精益髓	肾精亏虚、腰脊酸痛、须发早白、虚赢少气、发育迟缓等症	芝麻、黑豆、龟肉、海参、淡菜、鳖肉、猪肾、紫河车、猪脊髓、羊脊髓和肉苁蓉、鹿茸、枸杞子等,制成羊蜜膏、圣济猪肾羹等
益阴生津法	益阴生津法是益胃生津法与润燥生津法的总称。具有滋养阴液,生津润燥的作用	益胃生津法	益胃阴、生津液	胃阴不足、口燥咽干、大便燥结等症	梨、甘蔗、荸荠、藕、牛乳、芝麻、蜂蜜和麦冬、石斛等,制成五汁饮、益胃汤等
		润燥生津法	润肺燥、生津液	肺燥阴伤、鼻干、咽喉干痛、干咳无痰或痰中带血,以及肌肤干燥等症	梨、百合、藕、荸荠、柿、枇杷、蜂蜜、冰糖、猪肺、牛乳和沙参、麦冬等,制成蜜饯雪梨、银耳百合羹等

任务四　食物的配伍

任务资讯

在一般情况下，食物多采用单独食用，但为了增强食物的食疗效果和可食性，以及营养保健作用，也常把不同的食物搭配起来应用。食物的这种搭配关系，称食物的配伍。食物之间或食物与药物通过配伍，由于相互影响的结果，使原有性能有所变化，因而可产生不同的效果，即有不同的配伍关系。如同中药配伍理论的相须、相使、相畏、相杀、相恶、相反的配伍关系。根据食疗的具体情况，可以概括为以下四个方面。

一　相须、相使

即性能基本相同或某一方面性能相似的食物互相配合，能够不同程度地增强原有食疗功效和可食性。如当归生姜羊肉汤中，温补气血的羊肉与补血止痛的当归配伍，可增强补虚散寒止痛之功；与生姜配伍可增强温中散寒的效果，同时还可去羊肉的腥膻味以增强其可食性。又如二鲜饮中，鲜藕与白茅根均能凉血止血，相互配伍可增强清热凉血、止血的功效，亦较可口。又如菠菜猪肝汤，菠菜与猪肝均能养肝明目，相互配伍可增强补肝明目之功效，长于治疗肝虚目昏或夜盲症等。

二　相畏、相杀

即当两种食物同用时，一种食物的毒性或副作用能被另一种食物降低或消除。在这种相互作用的关系中，前者对后者来说是相畏，而后者对前者来说是相杀。如经验认为，大蒜可防治蘑菇中毒，橄榄解河豚、鱼、蟹引起的轻微中毒，蜂蜜、绿豆解乌头、附子毒等，均属于这种配伍关系。

三　相恶

即两种食物同用后，由于相互牵制，而使原有的功能降低甚至丧失。如人参能大补元气，与莱菔子同用就会损失或减弱补气的功能。

四 相反

即两种食物同用时，能产生毒性反应或明显的副作用，据前人记载有蜂蜜反生葱、柿反蟹等。同样地，在药物与食物搭配方面，有海藻反甘草、鲫鱼反厚朴等。

总之，在多数情况下，食物通过配伍后，不仅可以增强原有的功效，还可以产生新的功效。因此，食物配伍使用较之单一的食物有更大的食疗价值和较广的适应范围。此外也可改善食物的色、香、味、形，增强其可食性，提高人们的食欲。这是配伍的优越性，也是食物应用的较高形式。

在实际应用中，根据食物相须、相使的配伍关系，能够增强食物的功效，又可增强其可食性，这正是食疗所希望达到的效果。因此，这种配伍关系是食物相宜配伍中最常用的一种，应当充分加以利用。相畏、相杀的配伍关系，对于使用少数有毒性或副作用的食物是有意义的，这也是相宜的配伍，但不如相须相使者常用。相恶、相反的配伍关系，因能削弱食物的功效或可能产生毒副作用，都是于食疗不利的，故应当注意避免使用。

此外，还应当指出，一些地区喜欢在做菜时加生姜、葱、胡椒、花椒、辣椒等佐料，如果佐料与食物的性能相反，不能一概认为是相恶的配伍。如凉拌凉性蔬菜时加入姜、葱或花椒、辣椒一类佐料，因实际上用量较少，主要起到开胃、增进食欲的作用。

25

任务五　食物的四气五味

任务资讯

根据中医学理论，食疗中应针对不同的病、证进行食物的选择，可按照食物的四气、五味，脏腑功能的偏盛或偏衰，以及同气相求的理论选择食物，才能做到有的放矢，增强防病治病的疗效。

● 食物的四气

食物按照中医学四气五味理论可分为寒、热、温、凉四性，又称四气。通常将食物分为寒凉类、温热类和平性三种。四气的作用、适应证及食物举例见表2-2。

表2-2　四气的作用、适应证及食物举例

四气	作用	适应证	食物举例
寒凉食物	滋阴、清热、生津、泻火、凉血、解毒、潜阳等	热性病证	甘蔗、藕、梨、荸荠、番茄、西瓜、萝卜、丝瓜、冬瓜、银耳、苹果、柚子等
温热食物	温经、散寒、助阳、活血、通络等	寒性病证与瘀血等	羊肉、狗肉、生姜、桑椹、小茴香、人参等
平性食物	平性食物的作用缓和，无明显副作用，应用范围较广	亚健康状态、神疲乏力、大便稀溏、水肿、小便不利、带下量多等	鲤鱼肉、茯苓、薏苡仁、芡实、白扁豆、山药、豇豆、黑豆、木耳、马铃薯、鹌鹑蛋、猴头菇、胡萝卜、大白菜、无花果等

● 食物的五味

根据中医学基本理论，食物可分为酸（涩）、苦、甘（淡）、辛、咸五大类，习惯上称为五味。不同的食物有不同的作用，一般情况下，中医食疗多采用甘味、淡味食物，咸味和酸味食物次之，辛味食物再次，苦味食物用得最少。五味的作用、适应证及食物举例见表2-3。

表2-3　五味的作用、适应证及食物举例

五味	作用	适应证	食物举例
甘（淡）味	补虚和中、健脾养胃、缓急止痛	脾胃虚弱、气血不足、运化无力等病证	山药、大枣、甘蔗等
咸味	泻下软坚、散结等	肿瘤、癥瘕积聚、便秘等	海带、海藻、海蜇、紫菜、淡菜、海虾、海参等
酸（涩）味	收敛固涩、生津止泻、涩精止遗等	肝气升发太过、虚汗、久泻久痢、遗精、带下过多等滑脱之证	乌梅、五味子、橘子、苹果、葡萄、酸枣、芡实、白果等
辛味	发散、行气或润养等	表证、气滞血瘀、食欲不振、痰湿内停等	大葱、生姜、胡荽、薄荷、橘皮、洋葱、大蒜、芥菜、花椒、胡椒、桂皮、韭菜等
苦味	清热燥湿、泻下降逆	热证、肿瘤、喘逆、大便秘结、脑出血等	苦瓜、百合、香椿叶、莲子心等

任务六 食疗禁忌

任务资讯

不同食物均有各自的特性或偏性，因此在防治疾病时应根据辨证施食的原则有针对性地选择营养与功效显著的食物。如果应用不恰当或滥用，不但于治疗疾病无补，而且可产生不良反应。张仲景在《金匮要略·禽兽鱼虫禁忌并治》中告诫："所食之味，有与病相宜，有与身有害，若得宜则益体，害则成疾。"故用相宜食物治病养病，称为食疗或食养，而不相宜食物则应禁之，称之为禁口或忌口。因此，中医食疗应重视各种食物禁忌及病中禁忌。

一 食物禁忌

食物禁忌，又称食忌、忌口。指在某种情况下某些食物不能食用，否则会导致身体出现偏差，甚至引起病变。不同食物性能（偏性）有差异，尽管都有可食性和营养功能，但在防治疾病时，是有一定范围的，如果滥用即可产生不良反应和副作用。食物禁忌有如下几项：

1. 配伍禁忌 一般情况下，食物都可以单独使用，有时为了矫味或提高某方面的作用，常将不同食物搭配起来食用，其中有些食物不宜在一起配合应用，即所谓配伍禁忌。据文献记载，柿子忌螃蟹，葱忌蜂蜜，鳖鱼忌苋菜等。关于食物配伍禁忌，《金匮要略》及历代本草著作中都有不少记载，但古人对某些食物禁忌经验性成分较多，故应客观分析看待，并有必要运用现代科学技术做进一步研究。

2. 胎产禁忌 妇女胎前产后饮食应有不同。妊娠期由于胎儿生长发育的需要，机体的阴血相对不足，而阳气则偏盛，因此凡辛热温燥之物不宜食用，即所谓"产前宜凉"。若有妊娠恶阻者，则更应忌用油腻、腥臭及不易消化的食物。产后随着胎儿的娩出，气血均受到不同程度的损伤，机体常呈虚寒状态，同时多兼瘀血内停，此时凡属寒凉、酸收、辛酸、发散之品均应忌食，故有"产后宜温"之说。

3. 偏食当忌 五味各有所偏，适时适量搭配食物益于身体，过食易致弊，如经常食用猪肉易发胖、多痰，偏食鱼易出现火旺证，所以有"肉生痰，鱼生火"之说。食物品种应多样化，也就是前面所说的平衡膳食的原则。

二 药食同源禁忌

中医食疗中常将食物与药物一起应用，是取药物之性，用食物之味，食借药力，药助食威，二者相辅相成，相得益彰。但部分食物与药物同用会降低中药原有的疗效（如人参与萝卜、茶叶），甚至产生毒副作用（如海藻与甘草等）。

三 四时进食禁忌

一年四季，春夏秋冬，气候交替，周而复始。人类为了适应自然的变化，必须"顺四时而适寒暑"。《素问·四气调神大论》指出"春夏养阳，秋冬养阴"的四时顺养原则。根据中医学理论，四时进食应考虑五脏功能。《饮膳正要》说："春气温，宜食麦以凉之，不可一于温也，禁温饮食及热衣服……夏气热，宜食菽（绿豆）以寒之，不可一于热也，禁温饮食、饱食、湿地、濡衣服……秋气燥，宜食麻（芝麻）以润其燥，禁寒饮食、寒衣服……冬气寒，宜食黍以热性治其寒，禁热饮食，温炙衣服。"

早春时节，乍暖还寒，要少吃黄瓜、冬瓜、茄子、绿豆芽等寒性食物，多吃些葱、姜、蒜、韭菜、芥菜等温性食物，以祛阴散寒，使春阳上升。暮春气温日渐升高，应以清淡饮食为主，在适当进食优质蛋白类食物及蔬果之外，可饮用绿豆汤、酸梅汤、绿茶等；不宜进食羊肉、狗肉、麻辣火锅，以及辣椒、花椒、胡椒等大辛大热之品，以防邪热化火，变生疮、痈、疖肿等疾病。

夏日炎热，忌食狗肉、羊肉、辣椒等辛温之品，宜食用绿豆、金银花、西瓜、梨等清热养阴之品。秋天气候干燥，易伤肺金，故忌辛辣、干燥的食物及炒货等，宜进食梨、蜂蜜、芝麻等滋润之品。

冬天气候寒冷，寒邪易伤肾阳，因此不宜过食生冷瓜果及偏寒凉性的食物，宜进食温热性的食物如核桃仁、羊肉等。

四 病中禁忌

病中禁忌是指在患病的过程中不宜食用或禁用某些食物。阳虚忌寒凉，阴虚忌温燥。如寒性病患者，应忌食寒凉、生冷食物等；热性病患者，应忌食温燥、伤阴食物及烟、酒等；失眠患者，忌喝浓茶、咖啡类易兴奋的饮品；水肿患者，忌咸食；消渴患者，忌食糖及含糖量高的食物等；脑血管病、心脏病、高血压患者，应忌食肥肉、脂肪含量高的食物及动物内脏等；黄疸胁痛者，应忌食动物脂肪、辛辣食物及烟、酒等；皮肤病患者，应忌食鱼、虾、蟹等腥膻发物及辛辣刺激性食物等；动脉硬化、高血压患者，忌食人参；慢性支气管炎、支气管哮喘、肺气肿患者，尤其是肺功能不全者，切忌睡前喝酒，否则会在睡眠中出现呼吸不规则甚至呼吸停止等，严重时可危及生命；眼疾者忌食大蒜等。

项目评价

一 填空题

1. 中医食疗学的基本原则是_____、_____ 和_____。

2. 中医食疗学的特点则_____、_____ 和_____。

3. 按照中医学四气五味理论，四气是指_____、_____、_____ 和_____；五味是指_____、_____、_____、_____、_____。

二 单项选择题

1. 应避免的食物配伍有（　　）

   A. 相须　　　　　　　B. 相使　　　　　　　C. 相反

   D. 相杀　　　　　　　E. 相畏

2. 食疗的配伍禁忌，错误的是（　　）

   A. 柿子忌螃蟹　　　　B. 海藻忌甘草　　　　C. 姜忌蜂蜜

   D. 鳖鱼忌苋菜　　　　E. 萝卜忌人参

3. 下列饮食禁忌叙述，错误的是（　　）

   A. 消渴患者忌糖　　　B. 水肿患者忌咸　　　C. 失眠患者忌喝浓茶、咖啡

   D. 皮肤病患者忌鱼、虾、蟹等发物　　　　E. 心脑血管病患者忌肉食

三 名词解释

1. 同病异食

2. 辨证施食

四 简答题

简述中医食疗的整体观念。

项目三　食物的性能与应用

扫一扫
查看本项目数字化资源

学习目标

❶ 知识目标

（1）掌握：各类食物的食疗方、用法及使用注意。

（2）熟悉：各类食物的作用及主治。

（3）了解：各类食物的性味归经。

❷ 技能目标

（1）能够说出各类食物食疗方的功效。

（2）学会各类食物食疗方的用法。

（3）学会各类食物食疗方的使用注意。

❸ 素质目标

（1）培养学生树立健康的饮食理念，养成良好的饮食习惯。

（2）树立中国古代朴素的哲学思想，深刻理解并掌握中医"药食同源"的理论，并运用所学知识指导学习和生活。

课前预习

21

任务一　解表类食物

任务资讯

解表类食物主要有生姜、葱白、紫苏、胡荽、薄荷、桑叶、菊花、葛根、淡豆豉。解表类食物的性能与应用见表3-1。

表3-1　解表类食物的性能与应用

食物	性味归经	作用及主治	应用举例	用法	使用注意
生姜	味辛、性温，归肺、脾、胃经	温中止呕，温肺止咳，发汗解表 主治风寒感冒，脾胃虚寒，胃气不和，解鱼蟹毒	1.紫姜汤：生姜5片，紫苏叶15g，煎汤服。用于风寒感冒 2.姜糖饮：生姜20g，饴糖15g，煎汤服。用于肺寒或寒痰咳嗽 3.佛手姜片汤：佛手10g，生姜2片，水煎取汁。用于脾胃虚寒或脾胃气滞之少食呕逆	煎汤，绞汁，作调味品用	阴虚内热、目疾、痔疮等患者不宜
葱白	味辛、性温，归肺、胃经	发汗解表，通阳散寒，驱虫，解毒 主治外感风寒，阴寒内盛，虫积（蛔虫）腹痛，乳痈，疮肿	1.葱豉汤：葱白15g，淡豆豉15g，煎汤。用于外感风寒，恶寒发热 2.葱白粥：连根葱白20根，同米煮粥食。用于外感风寒，恶寒发热	绞汁，煎汤，煮粥，或作调味品	煎煮不宜过久，体虚自汗或患狐臭者不宜
紫苏	味辛、性温，归肺、脾经	解表散寒，行气宽中 主治风寒感冒，脾胃气滞，解鱼蟹毒	紫苏粥：鲜紫苏30g，白术30g，粳米100g，粥将成时加紫苏。用于风寒束肺型急性支气管炎	煎服	风热感冒不宜

续表

食物	性味归经	作用及主治	应用举例	用法	使用注意
胡荽	味辛、性温，归肺、胃经	发表透疹，开胃消食 主治麻疹不透，饮食不消	1.三味感冒茶：胡荽根、葱须、白菜头各15g，煎汤代茶饮。用于外感风寒发热无汗 2.胡荽黄豆汤：本品配黄豆煎汤。用于风寒外束，低热无汗	鲜品30～60g，煎汤，凉拌，捣汁或作调味品	不宜久煎，气虚之人、麻疹已透或未透非因风寒外束者，以及口臭、目疾患者不宜用，多食昏目、耗气
薄荷	味辛、性凉，归肺、肝经	疏散风热，清利头目，利咽透疹，疏肝行气 主治风热感冒，温病初起，麻疹不透，肝郁气滞	1.薄荷汤：薄荷叶、牛蒡子、菊花、甘草适量煎汤。用于风热攻目，头痛目赤 2.薄荷、蝉蜕等分为末，每次温酒调服3g。用于风气瘙痒	煎服	本品芳香辛散，发汗耗气，故体虚多汗者不宜使用
桑叶	味甘、苦、性寒，归肺、肝经	疏散风热，清肺润燥，平抑肝阳，清肝明目 主治风热感冒，温病初起，肺热咳嗽，燥热咳嗽，肝阳上亢	1.桑叶汤：桑叶9～15g，煎服。用于咽喉红肿、牙痛 2.经霜黄桑叶，为末敷之。用于痈口不敛	煎汤	脾胃虚寒者慎用
菊花	味辛、甘、苦、性微寒，归肺、肝经	疏散风热，平抑肝阳，清肝明目，清热解毒 主治风热感冒，温病初起，肝阳上亢，疮痈肿毒	1.菊花枸杞茶：菊花、枸杞子各15g，沸水冲泡代茶饮。用于目赤昏花 2.菊楂决明饮：菊花3g，决明子15g，生山楂15g，沸水浸泡代茶饮。用于高脂血症、高血压、动脉硬化、冠心病	6～12g，煎汤，泡茶，或丸、散	脾胃虚寒、食少泄泻者慎用
葛根	味甘、辛、性凉，归脾、胃经	解肌退热，透疹，生津止渴，升阳止泻，降压 主治表证发热，麻疹不透，热病口渴，消渴证，热泻热痢，脾虚泄泻	1.葛根捣取汁，每服一小盏。用于鼻衄不止、心神烦闷 2.葛根、升麻、桔梗、前胡、防风各6g，甘草3g，水煎服。用于斑疹初发	煎汤内服，5～15g，或捣汁，捣敷外用	胃寒者慎用
淡豆豉	味苦、辛、性凉，归肺、胃经	解表，除烦，宣发郁热 主治外感表证，热病烦闷	1.栀子14个，淡豆豉10g，煮取150mL。用于虚烦不得眠 2.葱豉汤：本品配葱白。用于风寒感冒初起，恶寒发热等	煎汤内服，6～15g，或入丸剂外用适量捣敷，或炒焦研末调敷	胃虚易呕者慎服

任务二　清热类食物

任务资讯

清热类食物主要有苦瓜、西瓜、黄瓜、香蕉、猕猴桃、李子、柠檬、甘蔗、荸荠、白菜、绿豆、茶叶、荷叶、菠萝、金银花、蒲公英、芦荟、芦笋、螺蛳、马齿苋。清热类食物的性能与应用见表3-2。

表 3-2　清热类食物的性能与应用

食物	性味归经	作用及主治	应用举例	用法	使用注意
苦瓜	味苦、性寒，归胃、心、肝经	清热解暑，明目，解毒 主治热病烦渴引饮，中暑，痢疾，目赤疼痛，痈肿疮毒	1.苦瓜汁：鲜苦瓜适量过滤取汁加冰糖、凉开水至100mL即可，每次10mL。用于热病 2.鲜苦瓜100g做菜吃，每日3次。用于糖尿病 3.山药杞子煲苦瓜：苦瓜150g，山药20g，枸杞20g，瘦猪肉50g，煲汤佐食。用于阴阳两虚、肾阴亏虚型糖尿病	做菜，或煎汤，绞汁服	脾胃虚寒者慎用
西瓜	味甘、性寒，归胃、心、膀胱经	清热解暑，除烦止渴，利小便 主治暑热烦渴，热盛伤津，小便不利、心火上炎	1.西瓜汁：西瓜瓤绞取汁一碗。用于暑热或温热病，热盛伤津 2.二皮汤：西瓜皮、冬瓜皮各15g，水煎服。用于消渴、尿浊	生食，绞汁，煎汤服	脾胃虚寒、消化不良、大便泄者宜少食

续表

食物	性味归经	作用及主治	应用举例	用法	使用注意
黄瓜	味甘、性凉，归肺、脾、胃、膀胱经	清热解毒，除烦止渴，利水消肿 主治烦渴，目赤肿痛，水肿	1.黄瓜蜜条：嫩黄瓜用蜜拌食。用于小儿热痢，或小儿夏季热 2.水醋黄瓜：黄瓜1个破开，水煮一半，醋煮一半，空腹顿服。用于水肿小便不利	生食，凉拌，煎汤或煮食	脾胃虚寒者不宜
香蕉	味甘、性寒，归肺、胃、大肠经	清热解毒，益胃生津，养阴润肺，滑肠通便 主治热病烦渴，便秘	1.冰糖炖香蕉：香蕉2～3只去皮，加适量冰糖，隔水炖熟。用于胃热阴虚之产后便秘 2.炖全蕉：香蕉2只，不去皮，炖熟连皮食。用于痔疮及便后下血	生食，蒸或煮熟食	肺胃有热者宜生食，糖尿病患者应少食
猕猴桃	味甘、酸、性寒，归胃、膀胱经	清热生津，和胃降逆，利尿通淋 主治热病烦渴，消渴，热壅反胃，石淋	1.蜂蜜猕猴桃饮：猕猴桃去皮取瓤，加适量蜂蜜，煎汤服。用于热病烦渴，或消渴口干 2.猕猴桃生姜汁：猕猴桃绞汁，和生姜汁服。用于热壅反胃	生食，绞汁，或煎汤	脾胃虚寒者不宜
李子	味甘、酸、性平，归肝、肾、胃经	清肝涤热，益胃生津，利水 主治虚痨骨蒸，消渴咽干，腹水	1.李子汁：鲜李子绞汁冷服，用于虚痨骨蒸，消渴引饮，咽干 2.鲜李子：李子鲜食。用于肝硬化腹水	生食，绞汁，或做果脯	多食损伤脾胃，助湿生痰，脾胃虚弱者不宜，多食损齿
柠檬	味极酸、性微寒，归胃、肝、肺经	清热解暑，益胃生津，理气安胎，化痰止咳 主治暑热烦渴，胃气不和，胎动不安，痰热咳嗽	1.柠檬汁：柠檬带皮榨汁，和糖，凉开水冲服。用于暑热烦渴 2.柠檬脯：柠檬以糖、盐腌食。用于胃气不和，呕哕少食	生食，绞汁，腌制，或煎汤	脾胃虚弱者不宜多食
甘蔗	味甘、性寒，归肺、胃经	清热除烦，润燥生津，和胃下气，润肺止咳 主治热病津伤，心烦呕吐，肺燥咳嗽	1.天生复脉汤：甘蔗去皮榨汁饮。用于热病津伤，或发热口渴，小便涩 2.甘蔗生姜汁：甘蔗汁200mL，生姜汁20mL，混合饮。用于反胃 3.甘蔗粥：甘蔗汁500mL，青粱米100g，煮粥食。用于虚热咳嗽，口渴	榨汁服，或去皮嚼食	脾胃虚寒、中满滑泄者忌服

食物	性味归经	作用及主治	应用举例	用法	使用注意
荸荠	味甘、性寒，归肺、胃、肝经	清热解毒，消食止渴，化痰消积 主治温病消渴，痞积，赘疣	1.五汁饮：荸荠汁、梨汁、鲜芦根汁、麦冬汁、藕汁混合服。用于太阴温病，口渴甚 2.荸荠猪肚：荸荠去皮，填入雄猪肚内，线缝之，砂锅煮烂食用，勿放盐。用于腹满胀大	煎汤，捣汁，浸酒，或烧存性研末	虚寒及血虚者慎服，宜与生姜配伍
白菜	味甘、性微寒，归肺、胃、膀胱、大肠经	清热除烦，利尿通便 主治肺胃有热，心烦口渴，小便不利	1.白菜炖猪肉：白菜400g，瘦猪肉150g，炖服。用于肺胃有热 2.薏仁炒白菜：薏苡仁15g，白菜300g。薏苡仁研末，与白菜同炒熟。用于化脓型痤疮患者	煮熟，煎汤，绞汁	脾胃虚寒者不宜
绿豆	味甘、性寒，归心、胃经	清热解毒，解暑，利水 主治暑热烦渴，热淋，小便不利，水肿，解巴豆中毒	1.绿豆汤：绿豆适量煮汤。用于热病或暑热 2.绿豆麻仁汤：绿豆100g，火麻仁25g，陈皮10g，煮熟即可。用于热淋，小便不利或水肿 3.绿豆甘草汤：绿豆200g，生甘草100g，煎汤服。解乌头毒	煎汤，煮食，研末	脾胃虚寒、滑泄者不宜
茶叶	味微苦、甘、性凉，归心、肝、肺、胃、膀胱、大肠经	清头目，解烦渴，消食，利尿，解毒，悦志爽神 主治头痛目昏，善寐，心烦口渴，食积痰滞	1.葱白川芎茶：川芎、葱白、绿茶各3g，研细末，沸水冲泡，代茶饮。用于风热上犯 2.乌梅茶：乌梅5g，绿茶3g，以沸水泡服	泡服，煎汤，研末调敷	失眠、脾胃虚寒、精冷滑泄者不宜饮服
荷叶	味苦、涩、性平，归心、肝、脾经	清暑利湿，升发清阳，止血 主治暑湿泄泻，眩晕，吐血等	伏暑汤：连翘10g，杏仁6g，瓜蒌皮10g，陈皮3g，茯苓10g，制半夏3g，甘草2g，佩兰叶3g，加荷叶6g为引，水煎服。用于秋时晚发之伏暑，并治湿温初起	内服：煎汤，或入丸、散外用：捣敷、研末掺或煎水洗	凡上焦邪盛，治宜清降者，切不可用

续表

食物	性味归经	作用及主治	应用举例	用法	使用注意
菠萝	味甘、微涩、性平，归脾、胃经	清暑解渴，消食止泻主治消化不良，肠炎，伤暑，身热烦渴	1.菠萝1个，生吃。用于暑热烦渴或口渴 2.将新鲜的菠萝榨成汁，煮开。冷却后用于擦洗皮肤，长期坚持可滋润皮肤	生吃或榨汁	浸泡后再食用
金银花	味甘、性寒，归肺、心、胃经	清热解毒，疏散风热主治痈肿疔疮，外感风热	1.用金银花制成凉茶，频频饮用，预防中暑 2.金银花、鲜鸡蛋加水适量，煮沸取汁。用于热毒泻痢	煎服，6~15g	脾胃虚寒及气虚疮疡脓清者忌用
蒲公英	味苦、甘、性寒，归肝、胃经	清热解毒，消肿散结，利湿通淋，清肝明目 主治痈肿疔毒，乳痈内痈，热淋涩痛，湿热黄疸	1.鲜蒲公英捣烂敷患处。用于流行性腮腺炎、乳腺炎 2.蒲公英30g，猪肚1个，洗净加水炖烂。用于慢性胃炎	煎服，10~30g外用适量	阳虚外寒、脾胃虚弱者忌用
芦荟	味苦、性寒，归肝、胃、大肠经	清肝热，通便主治便秘，惊风，外治湿癣	1.芦荟、使君子以上各等分，为细末米饮调下3~6g。用于小儿脾疳 2.一茶匙干燥的芦荟茶，烫开水冲泡，焖约10分钟后即可。用于大便不通	内服：丸、散，或研末入胶囊，0.6~1.5g 外用：适量，研末敷	孕妇忌服，凡脾胃虚寒作泻及不思食者禁用
芦笋	味甘、性寒，归肺、胃经	清热解毒，生津利水主治热病口渴，淋病，小便不利	1.煎汤食用。用于肺结核 2.芦笋100g，水发海参250g，调料加入少许，烩制。用于肺结核、癌症患者辅助食品	煎汤、腌制	因其含有少量嘌呤，痛风患者不宜多食
螺蛳	味甘、性寒，归膀胱经	清热，利水，明目主治热结小便不通，黄疸，脚气，水肿，消渴，疔疮肿毒	螺蛳15个炖熟，饮汤，每日1次。用于湿热黄疸、小便不利、消渴病	炖汤服，视病情适量用	脾胃虚寒者慎食
马齿苋	味酸、性寒，归大肠、肝经	清热解毒，凉血止血，散血消肿主治热痢脓血，热淋，血淋，带下	1.马齿苋粥：马齿苋200g，粳米60g，煮粥，空腹淡食。用于血痢 2.马齿苋饮：生马齿苋，捣取汁，煎一沸，下蜜20g调。顿服。用于产后血痢，小便不通	内服：煎汤，或捣汁饮 外用：捣敷、烧灰研末调敷或煎水洗	凡脾胃虚寒、肠滑作泄者勿用，不得与鳖甲同入

任务三　止咳平喘类食物

任务资讯

止咳平喘类食物主要有梨、罗汉果、甜杏仁、枇杷、白果、柿饼、胖大海。止咳平喘类食物的性能与应用见表3-3。

表3-3　止咳平喘类食物的性能与应用

食物	性味归经	作用及主治	应用举例	用法	使用注意
梨	味甘、微酸、性凉，归肺、胃经	清热生津，润燥化痰 主治肺热或痰热咳嗽，热病伤津	1.五汁饮：以梨、藕、甘蔗、麦冬等配合，取汁饮。用于热病伤津，心烦口渴 2.梨膏：以本品加蜂蜜熬膏服。用于阴虚干咳	生食，绞汁饮，蒸或煨食，煎汤，熬膏	脾胃虚寒、便溏腹泻和咳嗽无热者不宜
罗汉果	味甘、性凉，归肺、大肠经	清肺利咽，化痰止咳，润肠通便 主治咳喘，咽痛便秘	1.罗汉果瘦肉汤：罗汉果1个，猪瘦肉100g，煎汤服。用于痰火咳嗽 2.罗汉茶：罗汉果煎水，代茶饮。用于咽喉痛，或肠燥便秘	煎汤，或沸水泡服	痰湿咳嗽者不宜
甜杏仁	味甘、性平，归肺、脾、大肠经	润肺平喘，补脾益胃，润肠通便 主治肺燥或虚劳咳嗽，脾胃少食，肠燥便秘	1.杏仁煎：杏仁25g，核桃仁25g，加蜂蜜少许，研烂，每次5g，以生姜汤送服。用于虚劳咳嗽 2.人造乳：甜杏仁、落花生、黄豆研磨制浆，煎服。用于脾虚食少	生食，研末，制浆，煮粥	风寒或痰湿咳嗽者不宜

续表

食物	性味归经	作用及主治	应用举例	用法	使用注意
枇杷	味甘、酸、性凉，归肺、脾、肝经	润肺止咳，生津止渴，下气止呕 主治虚劳咳嗽，津伤口渴，及肝胃不和之呕逆	百部枇杷膏：炙百部、枇杷、雪梨，煎汁炼蜜成膏。用于虚劳咳嗽、咯血	生食，绞汁饮，蒸或煨食，煎汤，熬膏	多食助湿生痰，令人中满泄泻
白果	味甘、苦、涩、性平，有小毒，归肺、肾经	敛肺气，定喘嗽，止带浊，缩小便 主治哮喘，嗽痰，白带，小便频数	1.四仁鸡子粥：白果、杏仁各1份，核桃仁、花生仁各2份，共研末，每次取20g，煮沸后打入鸡蛋1个。用于肾虚咳喘之证 2.煮白果：白果3粒用酒煮食，连食4～5日。用于梦遗	内服：煎汤，捣汁或入丸、散 外用：捣敷	有实邪者忌服
柿饼	味甘、微涩、性寒，归肺、胃、大肠经	润肺化痰，生津止渴，涩肠止血 主治燥热咳嗽，胃阴不足，肠风	1.罗汉柿饼汤：罗汉果半个，柿饼3个，切碎煎汤，加冰糖10g。用于燥热咳嗽 2.干柿灯心饮：干柿、灯心草等分，水煎。用于热淋涩痛	生食，或做柿饼食用	不宜空腹或吃蟹后再食
胖大海	味甘、性寒，归肺、大肠经	清肺化痰，利咽开音，润肠通便 主治肺热声哑，燥热便秘	1.胖大海5，甘草3g，炖茶饮服。用于干咳失音因于外感者 2胖大海数枚，开水泡发，去核，加冰糖调服。用于血热便血	2～3枚，沸水泡服或煎服	代茶饮每次不得超过3粒，防止出现过敏反应

任务四　理气类食物

任务资讯

理气类食物主要有金橘、橘子、橙子、柚子、陈皮、玫瑰花、茉莉花、佛手。理气类食物的性能与应用见表3-4。

表3-4　理气类食物的性能与应用

食物	性味归经	作用及主治	应用举例	用法	使用注意
金橘	味辛、甘、酸、性微温，归肺、胃、肝经	理气解郁，化痰止咳　主治肝郁气滞，咳嗽咳痰	1.蜜渍金橘：嚼食或沸水浸泡代茶饮。用于下气快膈，解渴醒酒　2.糖渍金橘饼：金橘1000g，白糖500g，文火煎至汁尽，冷却风干即可。用于肝郁气滞，脘腹胀痛	蜜渍，糖腌，生食，泡茶或煎汤	不宜一次性食用太多
橘子	味甘、酸、性温，归胃、肺经	生津止渴，开胃下气，润肺化痰　主治胃阴不足，胃气不和	1.橘子2个，黄瓜1条，捣汁饮用，每日2～3次。用于妊娠发热　2.橘子捣烂，取适量涂于患处。用于治疗烫伤	可直接食用，或将橘子连皮切块，加水煎服亦可加糖制成橘饼泡服	橘子不宜与萝卜、牛奶同食
橙子	味甘、酸、性微凉，归肺经	宽胸止呕，开胃健脾，化痰消瘿，解酒　主治瘿瘤瘰疬，痰气咳嗽	1.橙子随意食用。用于腹胀嗳气　2.隔年风干橙子，桶内烧烟熏之。用于痔疮肿痛	生食，绞汁或煎汤服	多食伤肝气，气虚瘰疬勿服
柚子	味甘、酸、性寒，归胃、肺经	生津止渴，开胃下气，化痰止咳　主治胃阴不足，胃气不和，痰气咳嗽	柚子100g，大生梨100g，蜂蜜少许，煮烂，加蜂蜜或冰糖调服。用于肺热咳嗽	生食，绞汁、连皮煎汤或煎汤熬膏服	太苦的柚子不宜吃

续表

食物	性味归经	作用及主治	应用举例	用法	使用注意
陈皮	味辛、苦、性温，归脾、肺经	理气调中，燥湿化痰主治胸腹胀满，不思饮食	陈皮茶：陈皮10g，开水沏泡，加白糖即成。用于胸腹胀满，食欲不振	6～10g，煎汤、煮粥、泡茶饮或调味	中气虚及胃虚有火、阴虚燥咳者不宜服
玫瑰花	味甘、微苦、性温，归肝、脾经	疏肝解郁，活血止痛主治肝胃气痛，月经不调	玫瑰膏：本品煎汤取汁，加红糖收膏服用。用于月经不调或肝郁	煎汤，浸酒，熬膏，泡服	不宜一次性服用过多
茉莉花	味辛、甘、性温，归肝、胃经	理气开郁，避秽和中主治下痢腹痛，肝胃气滞疼痛，结膜炎	茉莉花茶：茉莉花开水冲泡，代茶饮。用于胸腹胀满	3～6g，多作调料，煎汤或泡茶	不宜一次性服用过多
佛手	味辛、苦、性温，归肝、脾、胃、肺经	疏肝解郁，理气和中，燥湿化痰主治肝郁胸胁胀痛，久咳痰多	陈佛手6～9g，水煎饮。用于痰气交阻之咳嗽	煎服，3～10g	不宜一次性服用过多

25

任务五　温里类食物

任务资讯

温里类食物主要有桂皮、胡椒、花椒、辣椒、大蒜、刀豆、鲢鱼。温里类食物的性能与应用见表3-5。

表 3-5　温里类食物的性能与应用

食物	性味归经	作用及主治	应用举例	用法	使用注意
桂皮	味辛、性大热，归心、脾、肝、肾经	补火助阳，温中散寒，温肾暖脾，温通经脉，引火归原 主治肾阳不足，上热下寒，风湿痹痛，血痢肠风	1.桂皮鸡肝：桂皮10g，鸡肝200g，煲汤。用于肾虚腰冷，小儿遗尿 2.桂茴羊肉汤：桂皮5g，小茴香5g，羊肉500g，炖至羊肉烂熟。用于脾胃虚寒，腹部冷痛，肾虚阳痿等	煎汤，研末，作调味品	阴虚有火、里热内盛及孕妇不宜
胡椒	味辛、性热，归胃、大肠经	健胃进食，温中散寒，下气止痛，消痰，解毒，调味 主治寒痰食积，脘腹冷痛，反胃腹泻	胡椒蒸鸡蛋：白胡椒7粒、鲜鸡蛋1个，鸡蛋钻一小孔，装胡椒于内，面粉封口，外以湿纸包裹，蒸熟，吃蛋。用于治肾炎	1.5~3g，煎汤，研末，为丸等	阴虚有火、目疾、痔疮患者不宜
花椒	味辛、性温，归脾、胃、肾经	温中止痛，杀虫止痒 主治中寒腹痛，虫积腹痛，湿疹	椒醋汤：花椒3g，醋60mL，煎服。用于胆道蛔虫	2~5g，单用可6g以上	不宜一次性服用过多
辣椒	味辛、性热，归心、脾经	温中散寒，健胃消食 主治脾胃虚寒，呕吐泻痢等	辣椒1只，生姜3片，红糖煎汤。用于胃脘冷痛	直接服用或煎汤	对胃及十二指肠溃疡、急性胃炎患者忌用

续表

食物	性味归经	作用及主治	应用举例	用法	使用注意
大蒜	味辛、性温,归脾、胃、肺经	行滞气,暖脾胃,消积,解毒,杀虫 主治饮食积滞,脘腹冷痛痛疽肿毒	1.大蒜姜糖水:大蒜、生姜各15g,煎水,加红糖服。用于感冒 2.大蒜姜糖煎:大蒜15g、红糖6g,生姜1片,水煎服。用于小儿百日咳	5~10g	不宜一次性服用过多
刀豆	味甘、性温,归胃、肾经	温中下气,补肾助阳 主治虚寒呃逆,肾虚腰痛	刀豆散:老刀豆研末,10~15g,开水送服。用于脾胃虚寒	煮食,研末,煎汤	不宜一次性服用过多
鲢鱼	味甘、性温,归脾、肺经	暖胃温中,益气泽肤 主治脾胃虚寒,体倦乏力,皮肤少泽	鲢鱼锅蒸:鲢鱼1条,干姜6g,蒸食。用于脾胃虚寒,食少腹痛	煮食,煎汤	不可过食,内热及疔疮者不宜食

任务六　化湿祛湿类食物

任务资讯

化湿祛湿类食物主要有藿香、赤小豆、茯苓、薏苡仁、冬瓜、樱桃、黄豆、哈密瓜、黑鱼、玉米、玉米须、白扁豆。化湿祛湿类食物的性能与应用见表3-6。

表3-6　化湿祛湿类食物的性能与应用

食物	性味归经	作用及主治	应用举例	用法	使用注意
藿香	味辛、性微温，归脾、胃、肺经	化湿，止呕，解暑 主治湿阻中焦、呕吐暑湿	藿香滑石水：滑石，藿香，丁香研成末，米泔调服。用于暑月吐泻	煎汤，10～15g	不宜一次性服用过多
赤小豆	味甘、性平，归脾、大肠、小肠经	健脾利湿，散瘀血，解毒 主治水肿，疮疡肿毒	赤小豆同扁豆仁研末或煎汤服食。用于脾虚水肿、脚气、小便不利	煎汤，煮熟，研末等	不宜一次性服用过多
茯苓	味甘、淡、性平，归心、脾、肾经	利水渗湿，健脾，宁心安神 主治水肿，痰饮，脾虚泄泻	茯苓香菇饭：粳米200g，茯苓粉50g，香菇丝15g，油豆腐丁60g，焖煮至饭熟即成。用于健脾和胃	煎汤，10～15g	忌米醋，虚寒精滑或气虚下陷者忌服
薏苡仁	味甘、淡、性凉，归脾、胃、肺经	利水消肿，渗湿，健脾，除痹，清热排脓 主治水肿，小便不利，脾虚泄泻，肺痈	菩提银耳羹：薏苡仁150g，银耳20g，加清水、白糖，煮至仁熟透，加糖桂花出锅。用于脾胃虚弱等	煎汤，30～50g	脾虚便难及妊娠慎服
冬瓜	味甘、淡、性微寒，归肺、胃、膀胱经	清热化痰，除烦止渴，利尿消肿 主治水肿，小便不利，痰热咳喘，痈肿	冬瓜生姜汁：嫩冬瓜1个，填入生姜30g，冰糖适量，蒸取汁液服。用于痰热喘咳	煎汤，煮熟，绞汁	脾胃虚寒、阳虚消瘦者不宜

续表

食物	性味归经	作用及主治	应用举例	用法	使用注意
樱桃	味甘、微酸、性温，归脾、肝经	祛风湿，透疹 主治风湿，冻疮	1.樱桃500g，泡酒适量，一周后可饮服，每次5～10mL。用于瘫痪，四肢不仁 2.鲜樱桃放瓶内，埋在地下，入冬时取出，即可外用。用于冻疮	外用适量，捣烂敷患处	有溃疡症状者、上火者慎食
黄豆	味甘、性平，归脾、胃经	健脾利湿 主治脾胃虚弱，脚气水肿	可用本品磨浆，煮沸服，或同大枣研末服。用于脾胃虚弱、气血不足	磨浆，煎汤，煮食，研末	不宜一次性服用过多
哈密瓜	味甘、性寒，归心、脾经	疗饥，利便，益气，清肺热止咳 主治暑热烦渴，小便短赤	哈密瓜生食或捣烂取汁饮用。用于口鼻糜烂生疮	生吃，磨浆	糖尿病患者慎食
黑鱼	味甘、性寒，归脾、胃经	补脾利水，祛瘀生新，清热 主治水肿，疥癣	黑鱼一条，加葱白，黄瓜煮食。用于水肿	炖煮	有疮者不可食
玉米	味甘、性平，归大肠、胃经	调中开胃，清湿热，利肝胆 主治胃纳不佳，水肿及淋证	玉米油可烹菜。用于高血压、高脂血症	蒸煮	发霉玉米不能食用
玉米须	味甘、性平，归肝、胆、膀胱经	利尿，泄热，平肝，利胆 主治肾炎水肿，脚气，肝炎，高血压，胆囊炎	1.玉米须煎汤代茶。用于高血压、高脂血症 2.玉米须、西瓜皮、香蕉煎服。用于原发性高血压	内服：煎汤，30～60g，或烧存性研末 外用：烧烟吸入	不宜食用过多
白扁豆	味甘、性温，归脾、胃经	健脾和中，消暑化湿 主治暑湿吐泻，脾虚呕逆	扁豆粥：扁豆120g，粳米100g，加适量水煮至粥成。用于脾虚呕逆	煎服，作蔬菜或糕点	煮熟以后食用

07

任务七　补益类食物

任务资讯

一　益气食物

益气食物主要有粳米、粟米、南瓜、香菇、芋头、马铃薯、山药、栗子、牛肉、鸡肉、兔肉、鲫鱼、鲈鱼、带鱼、豆腐、无花果、葡萄、桃子、西洋参、大枣。益气食物的性能与应用见表3-7。

表3-7　益气食物的性能与应用

食物	性味归经	作用及主治	应用举例	用法	使用注意
粳米	味甘、性平，归脾、胃经	补中益气，健脾和胃，除烦渴，止泻 主治脾胃虚弱，胃气不和	莲藕粥：老藕250g，粳米100g，白糖适量，藕去皮切薄片，与粳米同煮成粥。用于脾虚久泻	煮粥、煎汤、做糕点	不宜一次性服用过多
粟米	味甘、咸、性凉，归脾、胃、肾经	益气，补脾，和胃，安眠 主治脾胃虚弱，反胃，失眠	粟米100g，杵如粉，水和如梧子，煮令熟，点少盐，空腹和汁吞下。用于脾胃虚弱	煮饭	不宜一次性服用过多
南瓜	味甘、性温，归脾、胃经	补中益气，化痰排脓，驱蛔 主治脾虚气弱、咯唾脓痰、蛔虫	南瓜粥：鲜南瓜200g，粳米100g，煮粥食。用于老人及儿童脾气虚弱	蒸食、煮食或生食	不宜一次性服用过多
香菇	味甘、性平，归脾、胃、肝经	补脾胃，益气 主治脾胃虚弱，少气乏力	香菇鱼汤：香菇6～9g，鲜鱼1条，清炖喝汤。用于小儿麻疹透发不快	煎汤，炖食或炒菜用	不宜一次性服用过多

续表

食物	性味归经	作用及主治	应用举例	用法	使用注意
芋头	味甘、辛、性平，归肠、胃经	益脾胃，调中气，散结，解毒 主治肿毒，腹中痞块，牛皮癣	芋头丸：大芋头1000g，切片研细末，陈海蜇、马蹄各100g，加水煮烂去渣，和芋粉制成丸，温水送服，每次3～6g。用于瘰疬	60～180g，煎汤或煮熟食	不宜一次性服用过多
马铃薯	味甘、性平，归胃、大肠经	益气健脾，调中和胃 主治胃火牙痛，脾虚纳少	牛腹筋150g，马铃薯100g，文火煮烂。用于脾胃虚寒	煮熟或直接食用	脾胃虚弱者不宜食用
山药	味甘、性平，归脾、肺、肾经	补脾养胃，生津益肺，补肾涩精 主治脾虚证，肺虚证，肾虚证，消渴	山药、苍术等分，煎汤服用。用于虚泄	内服：煎汤，或入丸、散 外用：捣敷	有实邪者忌服
栗子	味甘、性温，归脾、胃、肾经	益气补脾、厚肠胃，补肾强筋，活血止血 主治脾胃虚弱，肾虚腰膝无力	栗子可煮食。用于改善脾胃功能	每次10个（约50g），煮食之	糖尿病患者忌食
牛肉	黄牛肉味甘、性温，水牛肉味甘、性凉，归脾、胃经	补脾胃，益气血 主治脾胃虚弱，气血不足	牛肉脯：牛肉2.5kg，胡椒25g，陈皮10g，草果10g，砂仁10g，良姜10g，生姜汁30mL，葱汁10mL，盐200g，同肉拌匀，腌2日，焙干成脯。用于不思饮食	煮熟，煎汤	不宜一次性服用过多
鸡肉	味甘、性温，归脾、胃经	温中补脾，益气养血，补肾益精 主治久病不复，脾虚，气血不足	1.黄芪补血鸡汤：鸡肉配伍黄芪，当归，炖食。用于虚损羸瘦，久病不复 2.赤豆鸡汤：鸡肉与赤小豆配伍炖食，以益脾消肿。用于脾虚水肿	煮熟，炖汤	凡邪实、邪毒未消者不宜食
兔肉	味甘、性凉，归肝、大肠经	补中益气，凉血解毒 主治消渴羸瘦，胃热呕血，便血	炖兔肉：兔1只，去皮、爪、五脏等，加水煮至肉烂熟，澄滤，令冷，渴即服。用于消渴羸瘦，小便不禁	煎汤或煮食	脾胃虚寒者少服

续表

食物	性味归经	作用及主治	应用举例	用法	使用注意
鲫鱼	味甘、性平，归脾、胃、大肠经	健脾利湿 主治脾胃虚弱	鲫鱼250g细切，放胡椒、干姜、橘皮等末，煮汤，空腹食之。用于脾胃虚冷	内服：煮食或研入丸、散 外用：捣敷、存性研末撒或调敷	不宜一次性服用过多
鲈鱼	味甘、淡、性平，归脾、胃、肝、肾经	补脾胃，益肝肾，安胎 主治脾胃虚弱，肝肾不足胎动不安	鲈鱼寄生汤：桑寄生10g，五加皮9g，狗脊6g，装纱布袋，鲈鱼200g，同煮服。用于肝肾不足	煎汤或煮食	不宜一次性服用过多
带鱼	味甘、咸、性温，归肝、脾、肾经	益气补虚，暖脾胃，润肌肤 主治体虚气弱，食欲不振	鲜带鱼蒸熟后，取上层油食用。用于肝炎	煎汤或煮食	不宜一次性服用过多
豆腐	味甘、性凉，归脾、胃、大肠经	益气和中，生津润燥，清热解毒 主治赤眼，消渴，休息痢	1.醋煎白豆腐食之。用于休息痢 2.熟豆腐切片，满身贴之，冷即换，苏醒乃止。用于饮烧酒过多，遍身红紫欲死	烧、烩和做汤	痛风及血尿酸浓度增高患者慎食
无花果	味甘、性平，归脾、肺、大肠经	补脾益胃，消肿解毒，润肠通便 主治肠炎，痢疾，便秘，痔疮，喉痛	无花果煎：无花果20g，水煎调冰糖服。用于肺热声嘶	生食，煎汤服，或煮食	不宜一次性服用过多
葡萄	味甘、酸、性平，归脾、肺、肾经	补气血，益肝肾，强筋骨，止渴除烦 主治气血虚弱、肺虚咳嗽、心悸盗汗、风湿痹痛	取葡萄汁与芹菜汁各一杯混匀，用开水送服，每日2~3次。用于高血压	生食，还可晾干、酿酒、制汁、制罐头与果酱等	糖尿病患者，便秘者不宜多吃
桃子	味甘、酸、性温，归肝、大肠经	生津，润肠，活血，止喘 主治气血两亏，便秘，闭经，瘀血肿痛	鲜桃3个，削去外皮，加冰糖30g，隔水炖烂后去核，每天一次。用于虚劳喘咳	去除桃毛，生食	平时内热偏盛的人不宜多吃
西洋参	味甘、微苦、性凉，归心、肺、脾、肾经	补气养阴，清热生津 主治气虚阴亏，内热	嚼服西洋参片3~6g，同时取地骨皮30g，生地黄20g，草果3g，煎浓汁。用于长期低热	煎汤，3~10g	不宜与藜芦同用

续表

食物	性味归经	作用及主治	应用举例	用法	使用注意
大枣	味甘、性温，归脾、胃、心经	补中益气，养血安神，保护胃气 主治脾虚证，脏躁，失眠	红枣花生衣：红枣50g洗净，浸泡去核，花生米100g略煮，冷后剥皮，煮沸半小时捞出花生衣，加红糖溶化，收汁即可。用于气血两虚	可生食、制干、蜜饯、熏枣、饮料	凡有湿痰、积滞、齿病、虫病者慎用

● 补血食物

补血食物主要有海参、乌骨鸡、鸭血、阿胶、鲍鱼、猪蹄、菠菜、花生、龙眼肉、荔枝。补血食物的性能与应用见表3-8。

表3-8　补血食物的性能与应用

食物	性味归经	作用及主治	应用举例	用法	使用注意
海参	味甘、咸、性温，归肝、肾经	益精血，补肾气，润肠燥 主治精血虚亏，经闭，肾虚，肠燥便结	1.海参瘦肉汤：用本品同猪瘦肉煮汤，加盐、姜等调味服食。用于精血虚亏 2.海参羊肉汤：用本品同羊肉煮汤，加盐、姜等调味服食。用于肾虚阳痿	煎汤，煮熟，或入丸剂	平时内热偏盛的人不宜多吃
乌骨鸡	味甘、性平，归肝、脾、肾经	补肝肾，清虚热，益脾胃 主治阴血不足，血虚经闭，脾肾两虚	补阴乌鸡：当归、知母、地骨皮各10g，纳入乌骨鸡腹中，以线缝定，煮熟。用于阴血不足所致的潮热盗汗	煮食，蒸食，或入丸散	一次性不宜多吃
鸭血	味咸、性寒，归肝、脾经	补血，解毒 主治劳伤吐血，痢疾	1.鸭血酒：白鸭血，头上取之，酒调饮。用于治经来潮热，不思饮食 2.鸭血饮：白鸭血，一日约两杯。用于治中风	内服：热饮或冲酒饮 外用：涂敷	一次性不宜多吃
阿胶	味甘、性平，归肺、肝、肾经	补血，滋阴，润肺，止血 主治血虚证，出血证，肺阴虚燥咳，热病伤阴	用阿胶6g，葱白3根，水煎化，加蜜晚上温服。用于老人虚秘	入汤剂，5～15g，烊化服；止血常用阿胶珠，可以同煎	脾弱便溏者慎用

食物	性味归经	作用及主治	应用举例	用法	使用注意
鲍鱼	味甘、咸、性平，归肝经	养血柔肝，滋阴清热，益精明目 主治血枯经闭，肝肾不足，青盲内障	鲍鱼两只煮食。用于血枯经闭	做烧、扒、烩类菜	痛风患者及尿酸高者不宜吃鲍肉
猪蹄	味甘、咸、性平，归胃经	补血，通乳，托疮 主治妇人乳少，痈疽，疮毒	母猪蹄粗切，以水4000mL煮熟，得1000mL汁饮之。用于乳无汁	入汤剂	胃肠消化功能减弱的老人一次不能过量食用
菠菜	味甘、性凉，归大肠、胃、肝经	润燥滑肠，清热除烦，生津止渴，养肝明目 主治消渴多饮，肠燥便秘，肝热头昏	菠菜鸡内金：菠菜根、鸡内金等分为末，米饮送服。用于消渴多饮	凉拌，炒菜	脾弱易泻者不宜
花生	味甘、性平，归脾、肺经	补脾益气，润肺化痰 主治脾虚少食，肺燥咳嗽	1.花生赤豆汤：花生与赤小豆、大枣同煮食。用于脾虚少食 2.花生猪蹄汤：本品同猪蹄炖食。用于产后气血不足，乳汁减少 3.花生杏仁散：本品同甜杏仁研末服。用于肺虚久咳	生食，煮食，研末，炒熟	便溏腹泻者不宜
龙眼肉	味甘、性温，归心、脾经	补益心脾，养血安神 主治劳伤心脾，脾虚气弱	姜枣龙眼肉：龙眼250g，去壳洗净，红枣250g煎煮至七成熟，加鲜姜汁，煮沸调匀即成。用于体虚气血津液不足	煎汤，10～15g，熬膏，浸酒或入丸剂	一次性不宜多吃
荔枝	味甘、微酸、性微温，归脾、胃、肝经	生津止渴，补脾益肝，养血理气 主治脾虚食少，胃阴不足	荔枝大枣汤：荔枝、大枣各7枚，水煎服。用于血虚心悸、头晕、年老体虚及产后气血不足	生食，煎汤或煮粥服	阴虚火旺者不宜食

三 补阳食物

补阳食物主要有羊肉、狗肉、河虾、鹿肉、韭菜、核桃仁、冬虫夏草、蚕蛹。补阳食物的性能与应用见表3-9。

表3-9　补阳食物的性能与应用

食物	性味归经	作用及主治	应用举例	用法	使用注意
羊肉	味甘、性温，归脾、肾经	温中暖肾，益气补血，通乳治滞 主治脾肾阳虚	煮羊肉：羊肉煮熟，加大蒜、生姜等调味食。用于肾阳虚所致的阳痿，腰膝酸软，畏寒	炖熟，煮熟或煮粥，煎汤	外感实邪或素体有热者不宜食
狗肉	味咸、性温，归脾、胃、肾经	补中益气，补肾助阳 主治脾肾阳虚诸证	1.狗肉黑豆汤：狗肉与黑豆配伍煮熟食。用于肾气不足所致的腰膝酸软 2.炖狗肉：可与小茴香、桂皮、陈皮、草果、生姜配伍，煮熟食用。用于脾胃虚寒	煮食，或煎汤	阴虚火旺者忌服
河虾	味甘、性微温，归肝、肾经	补肾壮阳 主治肾虚阳痿，腰脚无力	1.韭菜炒虾仁：青虾仁与韭菜同炒熟，加盐调味食用。用于肾虚阳痿 2.虾米散：虾米研末服。用于体虚，麻疹出而不畅	煮熟，煎汤或研末服	不宜一次性服用过多
鹿肉	味甘、性温，归脾、肾经	补五脏，调血脉 主治虚劳羸瘦，产后无乳	生鹿肉和生椒捣薄之，正则急去之。用于中风口僻不正	炖食	阳盛或阴虚有热者不宜食，夏季慎食
韭菜	味辛、性温，归肝、胃、肾经	补肾助阳，行气开胃，散血解毒 主治脾胃空虚，肾阳虚损之腰膝酸软	1.核桃仁炒韭菜：韭菜400g、核桃仁100g，同芝麻油炒熟食。用于肾虚阳痿，腰膝冷痛 2.韭汁乳：用韭菜汁100g，与牛乳1杯，生姜汁25g，混合温服。用于噎膈反胃	炒菜，绞汁，煎汤	阴虚内热或疮疡、目疾者忌食

续表

食物	性味归经	作用及主治	应用举例	用法	使用注意
核桃仁	味甘、性温，归肺、大肠、肾经	补肾固精，纳气定喘，润肠通便 主治肾虚喘嗽，大便燥结	核桃仁拌芹菜：嫩芹菜300g，焯后沥干水分，加精盐、味精、麻油入盘；核桃仁50g，开水泡后放芹菜上，吃时拌匀此菜。用于补肝肾、降血压	煎汤，10～15g，或生食，或炒食	有痰火积热或阴虚火旺、泄泻不已者忌服
冬虫夏草	味甘、性温，归肺、肾经	补虚损，益精气，止咳化痰 主治久咳虚喘，产后虚弱	可以同鸭、鸡、猪肉等炖服，用于久病体虚	煎汤或炖服，5～10g	不宜一次性服用过多
蚕蛹	味甘、辛、咸、性温，归脾、胃、肾经	和脾胃，长阳气，生津止渴 主治虚痨，消瘦乏力，消渴	蚕蛹炒热，调蜜吃，用于小儿疳积	内服：炒食、煎汤	脚气患者、对鱼虾过敏者禁食

四 补阴食物

补阴食物主要有小麦、黑豆、燕窝、猪肉、猪骨髓、鸭蛋、鸭肉、蜂蜜、番茄、胡萝卜、木耳、银耳、桑椹、芝麻、芒果、百合。补阴食物的性能与应用见表3-10。

表3-10　补阴食物的性能与应用

食物	性味归经	作用及主治	应用举例	用法	使用注意
小麦	味甘、性凉，归心、脾、肾经	养心益脾，除烦止渴 主治脏躁之心神不宁，肠胃不固之慢性泄泻	1.甘麦大枣汤：淮小麦30g、甘草3g、大枣30g同煎，饮汁。用于妇女脏躁，喜悲欲哭 2.小麦粥：以本品煮粥食。用于烦热不安	煎汤，煮粥	不宜一次性服用过多
黑豆	味甘、性平，归脾、肾经	补肾益阴，活血利水 主治肾虚腰膝酸软，肾虚消渴	1.救活丸：以本品同天花粉研末为丸，另用本品煎汤送服。用于肾虚消渴多饮 2.牛胆汁浸黑豆：以牛胆汁浸黑豆服食。用于肝肾不足，头昏目暗	煎汤，浸酒，研末，煮食	不宜一次性服用过多

续表

食物	性味归经	作用及主治	应用举例	用法	使用注意
燕窝	味甘、性平，归肺、胃、肾经	养阴润燥，补脾益胃 主治胃阴不足之噎膈，肺阴亏虚之干咳	银耳燕窝粥：燕窝与银耳配伍，炖熟服。用于阴虚肺燥，口干思饮	煎汤，隔水炖	肺胃虚寒、湿痰停滞及有表邪者忌用
猪肉	味甘、咸、性平，归脾、胃、肾经	滋阴润燥，补血润肤，补中益气 主治热病津伤，肺燥干咳	沙参猪肉汤：猪肉与北沙参、百合、杏仁配伍，煮熟，食肉、饮汤。用于阴虚肺燥所致的干咳少痰	熟食，煮汤饮	外感疾病、湿热内蕴或身体肥胖者慎用
猪骨髓	味甘、性寒，归肾经	补阴益髓 主治骨蒸劳热，消渴	杏仁15g，猪脊髓25g，先研杏仁如脂，与猪髓调和，敷脐赤肿处。用于小儿脐赤肿	内服：煎汤或入丸剂 外用：捣敷	阳虚、痰湿内盛者不宜食用
鸭蛋	味甘、性凉，归心、肺经	滋阴清肺，止咳 主治病后体虚，燥热咳嗽	先煮银耳9g，后打入鸭蛋一个，加适量冰糖食用。用于阴虚肺燥之咳嗽、痰少咽干	煮食	凡脾阳不足、寒湿下痢及食后气滞痞闷者忌食
鸭肉	味甘、咸、性寒，归脾、胃、肺、肾经	滋阴养胃，利水消肿，健脾补虚 主治痨热骨蒸，水肿	冬瓜2kg（不去皮），鸭1只（去毛及内脏），瘦猪肉120g，海参、芡实、薏苡仁各30g，莲叶500g，煮鸭至烂，加调料食用。用于脾胃虚弱	煮食，煎汤或红烧当菜食用	素体虚寒者不宜用
蜂蜜	味甘、性平，归肺、脾、大肠经	补中缓急，清热解毒，润肺止咳，润肠通便 主治脾胃虚弱之倦怠食少，肺阴不足之干咳，津液亏损之便秘	1.桃蜜饮：桃花3g研末，蜂蜜10g入杯，冲入沸水，用蜜水冲服桃花末，每日2~3次。用于肝炎、肝硬化 2.香油蜜：蜂蜜60g、香油30g，用开水将蜂蜜和香油调和，温服，早晚各1次。用于大便秘结	25~50g，温水冲服	湿热内郁、中满吐逆、痰热咳嗽者慎用
番茄	味甘、酸、性凉，归胃、肝经	养阴凉血，清热生津 主治热病口渴，食欲不振	1.拌番茄：番茄去皮后生食，或捣烂，加白糖浸渍后食。用于热伤胃阴，烦渴咽干 2.番茄猪肝汤：番茄同猪肝煮汤食。用于肝阴不足，目昏眼干	生食，绞汁，煎汤	不宜一次性服用过多

续表

食物	性味归经	作用及主治	应用举例	用法	使用注意
胡萝卜	味甘、性平，归脾、肝、肺经	健脾消食，补肝明目，下气止咳 主治脾胃虚弱之食欲不振，夜盲症	胡萝卜猪肝汤：用本品同猪肝同煮食。用于肝虚目暗，夜盲	油炒，煎汤，或生嚼，绞汁服	脾胃虚寒者不宜生食
木耳	味甘、性平，归肺、胃、肝经	润肺养阴，止血 主治血痢，崩漏	1.炖木耳：木耳同冰糖炖化服。用于阴虚肺燥，干咳无痰 2.拌木耳：可单用，或与菠菜、胡萝卜等配伍。用于胃阴不足，咽干口燥	煎汤，煮熟，做菜，或研末服	大便不实、便溏腹泻者不宜
银耳	味甘、性平，归肺、胃经	润肺化痰，养阴生津 主治肺热咳嗽，胃阴不足之咽干口燥	1.银耳粥：可用水炖成糊状，加白糖服。用于胃阴不足，咽干口渴 2.银耳阿胶汤：银耳与生地黄、阿胶等配伍。用于咯血，吐血	炖成糊状，或研末服	湿痰咳嗽、大便不实、便溏腹泻不宜
桑椹	味甘、酸、性寒，归肝、肾经	补肝益肾，滋阴息风 主治肝肾阴亏，目暗耳鸣	桑椹酒：桑椹100g，去杂洗净，捣烂，放酒坛中，加酒1000mL，摇匀后密封5日即可。用于肝肾亏虚之水肿	煎汤，10～15g，熬膏或浸酒	脾胃虚寒、大便泄者慎用
芝麻	味甘、性平，归肝、肾、大肠经	补肝肾，益精血，润肠燥 主治肝肾不足，病后体虚、肠道燥结之便秘	桑麻丸：可与桑叶、蜂蜜同用，亦可单用本品嚼服或煮粥食。用于肝肾虚弱，精血不足	生食，煮粥，为丸，榨油	服食过多易产生肠滑腹泻
芒果	味甘、酸、性凉，归胃经	益胃，止呕，解渴，利尿 主治妇人经脉不通，丈夫营卫中血脉不行	芒果生食或煎水代茶饮。用于慢性咽喉炎、声音嘶哑	生食或煎汤	病后及饱食后不可食之
百合	味甘，微寒，归肺、心、胃经	养阴润肺，清心安神 主治肺阴虚证、阴虚有热之失眠心悸	百合雪梨羹：百合15g去杂洗净，雪梨1个，加适量的水和冰糖，烧至百合熟透入味。用于慢性支气管炎	煎汤，10～30g，蒸食或煮粥食	风寒痰嗽，中寒便滑者忌服

08 任务八 消食类食物

任务资讯

消食类食物主要有山楂、麦芽、醋、荞麦、鸡内金、木瓜、莱菔子。消食类食物的性能与应用见表3-11。

表3-11 消食类食物的性能与应用

食物	性味归经	作用及主治	应用举例	用法	使用注意
山楂	味酸、甘，微温，归脾、胃、肝经	消食化积，行气散瘀 主治饮食积滞证，疝气，痛经	蜜三果：取山楂250g，板栗250g，白果25g去壳及膜皮。锅中放入水、白糖、蜂蜜、山楂、栗子、白果炖煮，放入糖、桂花，淋上麻油即可出锅。用于脾肾不足及肾虚咳喘、高血压等	内服：煎汤，6～12g，或入丸、散 外用：煎水洗或捣敷	多食伤人中气，故脾胃虚弱者慎服
麦芽	味甘、性平，归脾、胃、肝经	消食健胃，回乳消胀，疏肝解郁 主治食滞证，断乳、乳房胀痛	大麦芽、神曲各12～15g，煎汤。用于脾胃虚弱，消化不良	10～15g，煎汤	久食消肾，孕妇慎用
醋	味酸、甘、性平，归胃、肝经	消食开胃，散瘀血，止血 主治黄汗，吐血，大便下血，痈疽疮肿	温醋汤：醋30～60mL，加少量开水一次温服。用于消化不良或胆道蛔虫	直接饮用，入汤剂，炮制药物用，作调味品等	湿阻中焦、湿痹拘挛、外感初起均不宜
荞麦	味甘、性凉，归脾、胃、大肠经	消积下气，健脾除湿 主治湿热泄泻，胃肠积滞	本品研末，白糖调服，或以本品炒焦为末，鸡子白和丸服。用于脾虚而有湿热的腹泻	研末，煎汤，或做丸剂	不宜一次性服用过多

续表

食物	性味归经	作用及主治	应用举例	用法	使用注意
鸡内金	味甘、性平，归脾、胃、小肠、膀胱经	消食健胃，涩精止遗主治饮食积滞，肾虚遗精	1.化食散：鸡内金研末，内服。用于食积腹满 2.鸡内金散：鸡内金烧灰，酒服。用于反胃，食即吐出	内服：煎汤，或入丸、散外用：焙干研末调敷或生贴	不宜一次性服用过多
木瓜	味酸、性温，归肝、脾经	舒筋活络，和胃化湿主治风湿痹证，脚气水肿	1.木瓜18g，水煎，分2次服，每日1剂。用于荨麻疹 2.木瓜750g，花生150g，大枣5粒，片糖1块，木瓜去皮、去核、切块水滚后改用文火煲2小时即可饮用。用于产妇缺乳	煎服，10～15g	胃酸过多者不宜用
莱菔子	味辛、甘、性平，归肺、脾、胃经	消食除胀，降气化痰主治食积气滞证，咳喘痰多	莱菔子10g，焙干，研细粉白砂糖水送服，一日3次。用于百日咳	煎服，6～10g。生用长于涌吐风痰，炒用消食下气化痰	气虚无食积、痰滞者慎用

任务九 理血类食物

任务资讯

理血类食物主要有螃蟹、酒、槐花、茄子、油菜、藕。理血类食物的性能与应用见表3-12。

表3-12　理血类食物的性能与应用

食物	性味归经	作用及主治	应用举例	用法	使用注意
螃蟹	味咸、性寒，归肝经	活血，散瘀，利湿　主治跌打损伤，骨折，湿热黄疸	1.螃蟹酒：螃蟹以黄酒温浸，取汁服。用于跌打损伤，骨折 2.螃蟹丸：螃蟹炒存性，研末，制酒糊丸服，或以黄酒送服。用于湿热黄疸	煮食，浸酒，研末，或为丸服	孕妇慎用
酒	味甘、苦、辛、性温，归心、肝、肺、胃经	活血散瘀，温经散寒　主治胸痹心痛，阴毒腹痛	瓜蒌薤白白酒汤：瓜蒌实1枚（捣），薤白100g，白酒1500mL，上三味同煮取400mL，温服。用于胸痹	内服：温饮和药同煎或浸药 外用：淋洗、漱口或摩擦	阴虚、失血及湿热甚者忌服
槐花	味苦、性微寒，归肝、大肠经	凉血止血，清肝泻火　主治血热出血证	槐花、荆芥穗等分为末，酒服。用于大肠下血	煎服，5～9g	不宜一次性服用过多
茄子	味甘、性微寒，归胃、大肠经	清热凉血，活血止血，消肿止痛　主治血热便血，热毒疮痛	1.茄子酒：大茄子3枚，湿纸裹，火煨，趁热浸酒，蜡纸封口，3天后去茄子，暖酒空腹分服。用于肠风便血 2.外用方：秋月冷茄子裂开者，阴干，烧存性，研末，水调外敷。用于妇人乳裂	熟食，浸酒，绞汁，煎汤	不宜一次性服用过多

续表

食物	性味归经	作用及主治	应用举例	用法	使用注意
油菜	味甘、性凉，归肝、脾、肺经	活血化瘀，解毒消肿，宽肠通便 主治游风丹毒，疗肿乳痈，习惯性便秘	油菜200g（全株），熬水服。用于劳伤吐血	炒、烧、扒	孕早期妇女、目疾、小儿麻疹后期、疥疮、狐臭等慢性病患者少食
藕	味甘，生用性寒，熟用性温，归脾、胃、心经	生用凉血止血，清热生津，散瘀；主治热病烦渴，血热衄血 炒用健脾开胃，益血止泻，主治脾胃虚弱，食少腹泻	1.生汁：生藕绞汁，和蜂蜜调匀服。用于暑热烦渴 2.生藕汁、生地黄汁、葡萄汁各等分，入蜜温服。用于热淋	生食，绞汁，煮熟，炒菜	生食宜鲜嫩，煮食宜壮老

任务十　平肝息风类食物

任务资讯

平肝息风类食物主要有牡蛎肉、芹菜、猪脑、罗布麻。平肝息风类食物的性能与应用见表3–13。

表3–13　平肝息风类食物的性能与应用

食物	性味归经	作用及主治	应用举例	用法	使用注意
牡蛎肉	味甘、咸、性平，归肝经	滋阴益血，清热除湿 主治虚损，妇人崩漏，丹毒	1.牡蛎汤：单用本品煮熟，食肉喝汤。用于虚损，妇人崩漏失血 2.凉拌牡蛎：牡蛎煮熟，以姜、醋拌食。用于丹毒，酒后烦热，口渴	煮熟，煎汤或生拌	不宜一次性服用过多
芹菜	味辛、甘、性凉，归肝、胃、膀胱经	清热平肝，健胃下气，利小便 主治热病，肝热阳亢，胃热呕逆	1.车前芹菜汁：以本品配车前子、麦芽，水煎服。用于小儿发热不退 2.紫苏芹菜汤：芹菜、橘皮、紫苏煎汤服或做菜食。用于胃热呕逆，饮食减少	绞汁，凉拌，煎汤，炒菜	本品不宜久煎、久炒
猪脑	味甘、性寒，归肾经	补脑髓，益虚劳 主治肝肾阴虚，髓海不足	猪脑汤：猪脑1对，明天麻10g，蒸汤服。用于头风	蒸、炖	高胆固醇血症及冠心病患者忌食
罗布麻	味甘、苦、性凉，有小毒，归肝经	平抑肝阳，清热利尿 主治心脏病，高血压，肾炎浮肿	罗布麻汤：罗布麻6g，瓜蒂5g，延胡索6g，丁香3g，木香9g，共研末，一次1.5g，一日两次，开水送服。用于肝炎、腹胀	煎汤，6～9g，或泡茶饮	不宜一次性服用过多

任务十一 润下类食物

任务资讯

润下类食物主要有火麻仁、花生油、葵花子、松子仁。润下类食物的性能与应用见表3-14。

表3-14 润下类食物的性能与应用

食物	性味归经	作用及主治	应用举例	用法	使用注意
火麻仁	味甘、性平，归脾、胃、大肠经	润肠通便 主治肠燥便秘	火麻仁粥：研麻子，以米煮粥食之。用于大便不通	煎服，9～15g	腹泻者不用
花生油	味甘、性平，归脾、肺经	滑肠下积 主治肠梗阻，胃痛	花生油饮：熟花生油内服，年龄在15岁及以下者每次服60g，年龄在15岁以上者每顿服80g。用于蛔虫性肠梗阻	炒、煎、炸各种食物及菜肴饮用	过量食用可能对心脑血管健康产生不良影响
葵花子	味甘、性平，归大肠经	驱虫 主治蛲虫病	葵花子30g，冲开水炖1小时，加冰糖服。用于血痢	作为零食，制作糕点，榨油	肝炎患者慎食
松子仁	味甘、性温，归肝、肺、大肠经	润肺，滑肠 主治肺燥咳嗽，便秘	松子蜂蜜膏：松子仁30g，核桃仁60g，碾为泥状，加蜂蜜收膏，每服6g，食后开水调服。用于肺燥咳嗽	6～15g	便溏、滑精、咳嗽痰多、腹泻者忌用

12 任务十二 安神类食物

任务资讯

安神类食物主要有酸枣仁、灵芝。安神类食物的性能与应用见表3-15。

表3-15　安神类食物的性能与应用

食物	性味归经	作用及主治	应用举例	用法	使用注意
酸枣仁	味甘、酸、性平，归心、肝、胆经	养心益肝，安神，敛汗 主治心悸失眠，自汗，盗汗	酸枣仁粥：酸枣仁末15g，粳米100g，先以粳米煮粥，临熟下酸枣仁末再煮，空腹食用。用于失眠	研末、煮粥	不宜过量食用
灵芝	味甘、性平，归肺、心、脾经	补益气血，养心安神，健脾和胃，补肺定喘 主治虚劳，心悸失眠，头晕乏力，久咳气喘	灵芝蹄筋汤：灵芝15g，黄芪10g，猪蹄筋100g，葱、姜、调料适量，将灵芝、黄芪装纱布袋内，扎口，猪蹄筋洗净与灵芝、黄芪及水共炖至熟烂，去药袋，调味，饮汤。用于慢性肝炎、食欲不振等	炖煮	不宜过量食用

13 任务十三　收涩类食物

任务资讯

收涩类食物主要有乌梅、石榴、番石榴、莲子、芡实。收涩类食物的性能与应用见表3-16。

表3-16　收涩类食物的性能与应用

食物	性味归经	作用及主治	应用举例	用法	使用注意
乌梅	味酸、涩、性平，归肝、脾、肺、大肠经	敛肺止咳，涩肠止泻，安蛔止痛，生津止渴 主治肺虚久咳，蛔厥腹痛，消渴	1.乌梅蜂蜜汤：本品煎汤取汁，调入蜂蜜，送服甜杏仁。用于肺虚久咳 2.单味乌梅煎汤，加白糖适量服，亦可与麦冬、芦根煎汤服亦可嚼食。用于烦热消渴	煎汤，研末，或以糖、盐腌制后食	多食损齿、伤脾胃
石榴	味甘、微酸、涩、性平，归胃、大肠经	生津止渴，收涩止泻 主治胃阴不足之口渴咽干，久泻	连皮捣汁或煎水服。用于久痢	生食、绞汁或煎汤服	多食损伤脾胃
番石榴	味甘、涩、酸、性温，归大肠经	收敛止泻，止血，止痒 主治泄泻，湿疹，创伤出血	番石榴饮：番石榴鲜果250g，榨汁分3次，饭前服用。用于消渴病	鲜叶榨汁	儿童及有便秘习惯或有内热的人不宜多吃
莲子	味甘、涩、性平，归脾、肾、心经	固精止带，补脾止泻，益肾养心 主治遗精，脾虚泄泻心悸失眠	红枣银耳莲子汤：红枣100g，白木耳50g，莲子100g，红糖适量，煮熟后。用作长期疲劳过度，消耗精神的滋补食品	内服煎汤，6～15g	中满痞胀及大便燥结者忌服
芡实	味甘、涩、性平，归脾、肾经	益肾固精，健脾止泻，除湿止带 主治遗精，脾虚久泻，带下	玉锁丹：芡实研末、莲花蕊末、龙骨（研）、乌梅肉（焙干取末）各30g煮山药糊为丸，如鸡头大，每服1粒，温酒、盐汤空腹送下。用于梦遗漏精	内服煎汤，9～15g，或入丸、散	凡外感前后，气郁痞胀，食不运化及新产后皆忌之

项目评价

一 单项选择题

1. 不属于解表类食物的食疗方是（　　）

    A. 紫姜汤　　　　　　　B. 胡荽黄豆汤　　　　　　C. 山药杞子煲苦瓜

    D. 薄荷汤　　　　　　　E. 菊花枸杞茶

2. 不属于清热类食物的食疗方是（　　）

    A. 苦瓜汁　　　　　　　B. 马齿苋汁　　　　　　　C. 荷叶散

    D. 甘蔗白梨饮　　　　　E. 绿豆麻仁汤

3. 不属于化痰止咳平喘类食物的食疗方是（　　）。

    A. 白果蛋　　　　　　　B. 四仁鸡子粥　　　　　　C. 蜜渍金橘

    D. 百部枇杷膏　　　　　E. 杏仁煎

4. 不属于理气类食物的食疗方是（　　）

    A. 陈皮茶　　　　　　　B. 桂皮鸡肝　　　　　　　C. 陈皮苓粥

    D. 玫瑰膏　　　　　　　E. 茉莉花茶

5. 不属于温里类食物的食疗方是（　　）

    A. 椒醋汤　　　　　　　B. 大蒜姜糖水　　　　　　C. 藿香滑石水

    D. 茴香鲢鱼汤　　　　　E. 鲢鱼锅蒸

6. 不属于化湿祛湿类食物的食疗方是（　　）

    A. 冬瓜生姜汁　　　　　B. 茯苓香菇饭　　　　　　C. 莲藕粥

    D. 茯苓包子　　　　　　E. 藿香滑石水

7. 不属于补气类食物的食疗方是（　　）

    A. 南瓜粥　　　　　　　B. 鲫鱼散　　　　　　　　C. 海参瘦肉汤

    D. 无花果煎　　　　　　E. 红枣花生衣

8. 不属于补阳类食物的食疗方是（　　）

    A. 煮羊肉　　　　　　　B. 核桃仁拌芹菜　　　　　C. 韭菜炒虾仁

    D. 甘麦大枣汤　　　　　E. 狗肉黑豆汤

9. 不属于消食类食物的食疗方是（　　）

    A. 化食散　　　　　　　B. 温醋汤　　　　　　　　C. 蜜三果

    D. 螃蟹丸　　　　　　　E. 鸡内金散

10. 不属于理血类食物的食疗方是（　　）

    A. 牡蛎汤　　　　　　　B. 茄子酒　　　　　　　　C. 瓜蒌薤白白酒汤

    D. 螃蟹丸　　　　　　　E. 三生汁

11. 不属于平肝息风类食物的食疗方是（　）
    A. 牡蛎汤　　　　B. 酸枣仁粥　　　　C. 凉拌牡蛎
    D. 猪脑汤　　　　E. 罗布麻汤

12. 不属于润下类食物的食疗方是（　）
    A. 花生油饮　　　B. 火麻仁丸　　　　C. 百合枣仁汤
    D. 火麻仁粥　　　E. 松子蜂蜜膏

13. 不属于安神类食物的食疗方是（　）
    A. 灵芝蹄筋汤　　B. 酸枣仁粥　　　　C. 百合枣仁汤
    D. 红枣银耳莲子汤　E. 酸枣仁面

14. 不属于收涩类食物的食疗方是（　）
    A. 百合枣仁汤　　B. 玉锁丹　　　　　C. 红枣银耳莲子汤
    D. 乌梅蜂蜜汤　　E. 番石榴饮

二 简答题

1. 生姜的食疗方和使用注意分别有哪些？
2. 荸荠的食疗方和使用注意分别有哪些？
3. 柿饼的食疗方和使用注意分别有哪些？
4. 金橘的食疗方和使用注意分别有哪些？
5. 胡椒的食疗方和使用注意分别有哪些？
6. 白扁豆的食疗方和使用注意分别有哪些？
7. 补阴类食物的食疗方和使用注意分别有哪些？
8. 鸡内金的食疗方和使用注意分别有哪些？
9. 螃蟹的食疗方和使用注意分别有哪些？
10. 猪脑的食疗方和使用注意分别有哪些？
11. 火麻仁的食疗方和使用注意分别有哪些？
12. 酸枣仁的食疗方和使用注意分别有哪些？
13. 芡实的食疗方和使用注意分别有哪些？

模块二

食疗与药膳应用

项目四　辨体施食

扫一扫
查看本项目数字化资源

学习目标

❶ 知识目标

（1）掌握：不同体质的食疗方、用法及使用注意。

（2）熟悉：不同体质的推荐食材。

（3）了解：不同体质的体质机理、症状、食养方法。

❷ 技能目标

（1）能够说出不同体质的食疗方。

（2）学会不同体质食疗方的用法。

（3）能够说出不同体质食疗方的使用注意。

❸ 素质目标

（1）培养学生树立中医辨证分析的思维方式。

（2）掌握辨别体质的要领，培养学生分析问题的能力。夯实基础专业知识和专业技能，提

升学生的职业荣誉感。

课前预习

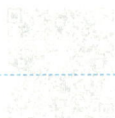

01 任务一　阳虚体质人食养

任务资讯

一　体质机理

阳虚质是指机体阳气不足，失于温煦，以形寒肢冷等虚寒现象为主要特征的体质状态。其形成原因：一是先天不足，如孕育时父母体弱、各种原因早产、高龄妊娠等；二是后天失养，阳气受遏等；三是年老阳衰。

二　症状表现

阳虚体质者在倦怠无力、气短懒言、脉弱无力等气虚症状的基础上，还常见畏寒喜暖、四肢不温、脘腹冷痛、小便清长、舌淡体胖、体温偏低等征象。心阳虚者，除心气虚等基本症状外，还兼见四肢不温、冷汗、脉微欲绝等征象；脾阳虚者，兼见久泻不止、四肢发冷、肢体浮肿、小便不利等征象；肾阳虚者，兼畏寒肢冷、腰酸腿痛、遗精滑精、阳痿早泄、夜尿频多等征象。

三　食养方法

1. 阳虚体质者应用性味甘温的温补之品以补养，但要缓补，就是使用性能比较温和的食物，缓慢地补益，同时要注意养阴。脾阳虚者应用温运脾阳法、温胃祛寒法，消除中焦之虚寒；心阳虚者应用温补心阳法治疗；肾阳虚者应用温肾助阳法。

2. 禁生冷寒凉饮食。阳虚体质者食生冷食物或性寒凉的食物可进一步损伤阳气，使寒邪益盛，往往积"寒"成疾，使脏腑功能更为低下。

四　推荐食材

1. 常用补阳食物　肉桂、花椒、丁香、核桃仁、虾、狗肉、羊肉、韭菜、鹿肉、牛鞭、狗鞭、辣椒、黄鳝等。

2. 常用温补食物 鸡肉、海参、淡菜、带鱼、鳊鱼、糯米、扁豆、刀豆、胡荽、大枣、杨梅、杏子、樱桃、龙眼、荔枝、栗子、猪肚、赤砂糖、饴糖、粳米、小麦、高粱、洋葱、大蒜、酒、生姜、茴香等。

五 推荐食养方

1. 山药肉桂粥 鲜山药 150g，肉桂 5g，粳米 100g。山药去皮洗净切丁，肉桂洗净布包，粳米淘洗干净备用。三味入砂锅，加水适量煮成粥，常食之。

2. 核桃仁粥 核桃仁 50g，小米适量，一起入锅煮烂，入红糖调味。做点心用。

3. 韭菜炒鲜虾仁 韭菜 250g，鲜虾 400g。韭菜洗净，切段，鲜虾剥去壳洗净，葱切成段，姜切成末备用。烧热锅，入植物油，先将葱下锅炒香，再放虾和韭菜，烹黄酒，连续翻炒至虾熟透，起锅装盘即可。佐餐食用。

4. 羊肉粥 鲜羊肉 100g，粳米 100g。鲜羊肉洗净，切薄片，葱、姜切成颗粒。粳米洗净，与羊肉、葱、姜、盐同放锅内，加水适量，先用武火煮沸，再用文火煮成粥即可。佐餐食用。

5. 狗肉粥 狗肉 150g，糯米（或粳米）100g。狗肉洗净，切小块，生姜切颗粒。糯米（或粳米）洗净与狗肉同放锅内，放入生姜，加水适量，先用武火煮沸，再用文火炖煮成粥，盐调味。佐餐食用。

6. 龙眼肉粥 龙眼肉 15g，粳米 100g。粳米洗净，与龙眼肉同放锅内，先用武火煮沸，再用文火煮成粥。佐餐食用。

7. 龙眼蛋汤 鲜龙眼肉 50g（或干龙眼肉 25g），鸡蛋 2 个，干大枣 15 个，红糖适量。大枣、龙眼肉洗净，加水适量煮至枣烂熟，将鸡蛋打散冲入汤内稍煮，加糖。做点心用。

任务二 阴虚体质人食养

任务资讯

一 体质机理

阴虚质是指由于体内津液、精血等阴液亏少，以阴虚内热等表现为主要特征的体质状态。其形成原因：一是先天不足，如孕育时父母体弱，或年长妊娠、早产等；二是后天失养，如纵欲耗精，或积劳阴亏，或过食辛辣等；三是疾病形成，如曾患出血性疾病等。

二 症状表现

低热潮热，手足心热，口干唇红，便燥便秘，小便短赤，舌红绛干，苔少，脉细数；或经期提前，色暗量少，盗汗遗精等。心阴虚以心悸健忘，惊悸不安，失眠多梦，脉细为主，兼见低热心烦，潮热盗汗，口干舌燥，舌红且干，脉细数；肝阴虚可见头昏胀痛，目眩，耳鸣耳聋，眼干咽干，两胁隐痛，躁恐不安，舌红苔少，脉弦细数，兼见面热颧红，午后更盛，失眠多梦等阴虚阳亢之象；脾阴不足可见便秘，口干，呃逆，恶心，舌干苔薄，食少乏力，脉弱而数等；肺阴虚可见干咳少痰，潮热盗汗，咽燥声嘶，手足心热，舌红少苔，脉细数，甚者可见痰中夹带血丝；肾阴虚可见头昏耳鸣，口干咽痛，腰酸乏力，遗精早泄，手足心热，颧红潮热，脉细而数。

三 食养方法

1.滋阴与清热兼顾，宜用清补之品。

2.脏腑阴虚之中常以某一脏腑虚亏为主，应辨明阴虚病位以补之。心阴虚者应养心阴，滋肝肾；肝阴虚者宜育阴潜阳，滋养肝阴，平肝息风；脾阴虚者应滋养脾阴，益胃生津；肺阴虚者可滋阴润肺，常用润燥生津法；肾阴虚者予以滋阴补肾。

3.真阴不足，可涉及精、血、津、液的亏损。因此，在调治阴虚的同时，注意结合填精、养血、滋阴等法。

4. 养阴兼顾理气健脾。滋阴食物多性柔而腻，久服易伤脾阳，引起胃纳呆滞、腹胀腹泻等，故可在滋阴方中加入一些陈皮之类的理气健脾之品。

5. 忌油腻厚味、辛辣、温热之品，以免燥热伤及阴液。

6. 戒烟酒。

四 推荐食材

1. 常用补阴食物　猪脑、猪肺、猪肉、蜂蜜、豆腐、芝麻、燕窝、鸭肉、松子、银耳、黑豆、黑芝麻、麦冬、桑椹、蛤蜊肉、鹅肉、鸭蛋、牛乳、豆浆、甘蔗、香蕉、梨、番茄等。

2. 常用养阴生津食物　百合、麦冬、葛根、番茄、甜菜、苋菜、西瓜、甜瓜、枇杷、芒果、桑椹、梨、柿子、罗汉果、菠萝、椰子、甘蔗、荸荠、玉竹等。

五 推荐食养方

1. 秋梨白藕汁饮　梨 500g，藕 500g，白砂糖适量。取鲜藕、梨洗净，压榨取汁，加白砂糖少许即可。经常饮服。

2. 莲子粥　莲子 20g，糯米（或粳米）100g。莲子去心风干磨粉，将洗净的糯米与莲子同放锅内，加水适量煮粥。佐餐食用。

3. 百合粥　鲜百合 50g（或干百合 30g），粳米 100g，冰糖（或白糖）适量。鲜百合洗净（或干百合泡发），将洗净的粳米放锅内，加水适量，先用武火煮沸，再用文火煮至半熟，将百合放入同煮成粥，加糖。佐餐食用。

4. 麦冬粥　麦冬 30g，粳米 100g，冰糖适量。先将麦冬煎煮取汁，入粳米加适量水，煮至粥成，加冰糖调味即可。佐餐食用。

5. 黑芝麻粥　黑芝麻 15g，粳米 100g，蜂蜜少许。黑芝麻洗净，晒干炒熟磨粉。将洗净的粳米放锅内，加水适量，先用武火煮沸，再用文火煮至粥成时放入黑芝麻粉和蜂蜜即可。佐餐食用，大便溏泄者慎用。

6. 葛根粉粥　葛根粉 30g，粳米 100g。粳米洗净，放锅内，加水适量，先用武火煮沸，再用文火煮至粥将成时放入葛根粉煮熟成粥。佐餐食用。

7. 甜浆粥　鲜豆浆 300 ~ 500mL，粳米 100g，冰糖少许。粳米洗净与鲜豆浆同放入锅内，加水适量，先用武火煮沸，再用文火煮成粥后加入冰糖，再煮沸 1 ~ 2 次。佐餐食用。

任务三　气虚体质人食养

任务资讯

一　体质机理

气虚质是指机体一身之气不足，以气息低弱、脏腑功能状态低下为主要特征的体质状态。其形成原因一是先天禀赋不足；二是后天失养，如出生后喂养不当，或过劳，或过逸，或病后气亏，或年老气弱等，导致脏腑机能减弱，气之生化不足。

二　症状表现

倦怠无力，气短懒言，声音低微，多汗自汗，心悸怔忡，头晕耳鸣，食欲不振，腹胀便溏，舌淡苔白，脉弱无力。心气虚者常见惊悸不安，气短，自汗且活动时加重等；肺气虚者见咳嗽无力，气短懒言，声微自汗等；脾气虚者常见食少厌言，消瘦，腹胀，大便溏薄，面色萎黄等；肾气虚者可见腰腿酸软，小便频数且清长，下肢浮肿，性欲低下等。肝气虚者较少见。

三　食养方法

1.补益脾肺，兼顾心肾。气虚证多与肺、脾、心、肾虚损有关，食养应以分别补其脏虚为原则。由于"气之根在肾"，因此，补气时可酌加枸杞子、桑椹、蜂蜜等益肾填精之品。

2.食性平和，宜为平补。气虚表现多为脏腑功能减退，尚未出现寒象，宜用营养丰富易于消化的食物。

3.气血两虚者治宜益气生血、益气活血、益气摄血。

4.忌寒湿、油腻、厚味、生冷食物。

四　推荐食材

1.补气类食物　糯米、粳米、小米、大麦、荞麦、花生、栗子、榛子仁、刀豆、白扁豆、山药、香菇、猴头菇、大枣、猪肚、羊肚、牛肉、鸡肉、乳鸽、鹌鹑、鲫鱼、泥鳅、带鱼、鲳鱼、鲈鱼、黄花鱼、红糖、饴糖、黄芪等。

2. 平补类食物　豆制品、蛋、猪肉、墨鱼、猪肾、黑鱼、淡菜、山药、粳米、茯苓等。

3. 温补类食物　冬虫夏草、核桃仁、羊肉、狗肉、肉桂、干姜等。

五　推荐食养方

1. 黄芪炖鸡　生黄芪 30g，母鸡 1 只。将母鸡去毛及内脏，洗净，再将黄芪放入母鸡腹中缝合，置锅中加水及姜、葱、大料、盐等佐料炖煮至鸡烂熟。佐餐食用。

2. 薏苡仁粥　薏苡仁 50～100g，粳米 100g，糖或盐适量。薏苡仁、粳米洗净，放入锅内，加水适量，先用武火煮沸，再用文火煮至粥熟。食用时加入糖或盐。佐餐食用。

3. 大枣粥　大枣 10～15 个，粳米 100g，冰糖适量。大枣、粳米洗净放锅内，加水适量，先用武火煮沸，再用文火煮至米烂枣熟成粥，加入冰糖。佐餐食用。

4. 鸡汁粥　母鸡汤 1000mL，粳米 50g，盐、葱适量。粳米洗净放锅内，加入母鸡汤，再加入适量水，先用武火煮沸，再用文火煮至粥熟，加入盐、葱。佐餐食用。

5. 白扁豆粥　白扁豆 60g，粳米 100g。白扁豆、粳米洗净，放入锅内，加水适量，先用武火煮沸，再用文火煮至粥成。佐餐食用。

6. 白茯苓粥　茯苓粉 15g，粳米 100g。将洗净的粳米与茯苓粉同放入锅内，加水适量，先用武火煮沸，再用文火煮至米烂成粥。可经常食用。

任务四　血虚体质人食养

任务资讯

● 体质机理

血虚体质是指营血不足、濡养功能减弱。常因失血过多或生血不足而致。

● 症状表现

主要为面色苍白或萎黄，心悸失眠，头晕眼花，肢端麻木，月经量少且色淡，颜面、眼睑、唇甲缺乏血色，舌淡，脉细无力。心血虚者，主要有心悸怔忡，头晕健忘，面色苍白，舌淡，脉细等；肝血虚者可见面色萎黄，头昏眼花，肢端麻木，爪甲淡白，视力减退，月经色淡量少、延期，失眠多梦，脉弦细等。

● 食养方法

1. 多食含铁食物。铁是组成血红蛋白的主要原料，应补充含铁较多的食物如动物肝脏、黑木耳、芝麻酱、蛋黄等。

2. 选择优质蛋白。蛋白质是供给人体生长、更新和修补组织的重要物质，蛋白质含量高的食物可促进铁的吸收，有利于血红蛋白的合成。血虚者应采用高蛋白食物，如蛋、奶、肉、鱼、虾、豆类等。

3. 禁食油腻厚味及油炸香燥之物。

● 推荐食材

1. 常用补血食物　荔枝、桑椹、龙眼肉、胡萝卜、羊肝、猪肝、牛肝、兔肝、鸡肝、鸡肉、猪心、葡萄、红糖、乌骨鸡、阿胶、枸杞、五味子等。

2. 含铁较多食物　动物肝脏、动物血液、黑木耳、海带、虾、南瓜子、芝麻酱、淡菜、紫菜、黄豆、黑豆、牛肾、菠菜、芹菜、苜蓿、番茄、油菜等。

3.高蛋白质食物 牛乳、蛋、海参、乌贼、鱿鱼、鱼肚、带鱼、黄鱼、虾米、干贝、兔肉、牛肝、猪肝、猪肉、牛肉、豆及其制品等。

4.益气生血食物 牛肉、黄鳝、黄豆、花生、大枣、胡萝卜、龙眼肉、鸡肉、猪肝、羊肉等。

五 推荐食养方

1.龙眼桑椹汤 龙眼肉 15g，桑椹 300g，蜂蜜适量。将龙眼肉及桑椹放锅内水煮，至龙眼肉膨胀后倒出，待凉后加入适量蜂蜜。可经常食用。

2.酱醋羊肝 羊肝 500g，芡粉、酱油、醋、糖、黄酒、姜、葱各少许。羊肝洗净、切片、外裹芡粉汁，放入热素油内爆炒，烹以酱油、醋、糖、黄酒、葱等调料，嫩熟即可。佐餐食用。

3.枸杞粥 枸杞子 30g，粳米 100g。将枸杞子、粳米洗净放入锅内，加水适量，先用武火煮沸，再用文火煮至粥成。可经常食用。

4.木耳粥 黑木耳 30g，粳米 100g，大枣 5 个，红糖适量。木耳用清水浸泡半天，去杂质，大枣、粳米洗净，将木耳、大枣、粳米同放入锅，加水适量，先用武火煮沸，再用文火煮至木耳、粳米、大枣烂熟，将红糖加入稍煮片刻。佐餐食用。

5.补血饭 黄芪 10g，当归 5g，大枣 10 个，龙眼肉 10g，白扁豆 20g，粳米 100g，红糖适量。先煎黄芪、当归取汁，大枣洗净去核，龙眼肉、白扁豆洗净。再将白扁豆放入锅内，加适量水煮至半熟，加入粳米、大枣、龙眼肉、红糖，再加入黄芪、当归煎煮成的汁，拌匀，用文火煮至粥成。佐餐食用。

6.枸杞五味茶 枸杞子 5g，五味子 5g。将枸杞子和五味子粉碎为粗末，每次各用 5g，加水 250mL 煎煮，或用沸水冲泡饮用。代茶饮。

7.糯米阿胶粥 阿胶 30g，糯米 30g，红糖适量。先将阿胶捣碎，放铁锅内炒至黄色，研为细末。将糯米洗净，放置锅内，加水适量，用武火煮沸，再用文火煮至将熟时加入阿胶粉和红糖，搅拌至胶化粥成。佐餐食用。

25

任务五　痰湿体质人食养

任务资讯

一　体质机理

痰湿质，亦称为"腻滞质"。肥胖、好酒、喜甜食者多为此种体质类型。肺主气，肺金受伤则气滞，无法推动津液输布而为痰；脾主湿，脾土不运则湿停而为痰；肾主水，肾阳不足则水泛而为痰。肺脾肾为"统痰之要"，痰湿属阴，易伤气伤阳。

二　症状表现

形体多肥胖，身体沉重，口甜而黏，口干不饮，大便不实，胃脘易痞满，苔多腻，脉或濡或滑。

三　食养方法

1. 健脾利湿、化痰泄浊。饮食上应低脂低糖、清淡少盐，摄入性质平和、热量较低、营养丰富、容易消化的平衡膳食。忌各种易于留湿的食物，如甜食、面食类、酒、冷饮、竹笋、蚕豆等。

2. 适当通利，消脂利湿。痰湿质多与饮食膏粱厚味及环境潮湿等有关，故宜食用萝卜、芹菜、冬瓜、赤小豆等消滞通利之品。

3. 禁食油腻厚味、辛辣、生冷食物或发物。

4. 力戒烟酒。烟为辛热秽浊之物，易生热助湿。酒性热而质湿，饮酒无度，必助热生痰，酿成湿热。

四　推荐食材

薏苡仁、苋菜、竹笋、茭白、黄瓜、葫芦、佛手、海带、海藻、海蜇、蛏肉、玉米、赤小豆、绿豆、豇豆、豌豆、蚕豆、扁豆、地瓜、茯苓、冬瓜、荷叶、肉豆蔻、草果等。

五 推荐食养方

1.扁豆薏苡仁粥　扁豆 30g，薏苡仁 15g，粳米 60g。将扁豆、薏苡仁、粳米洗净，加水煮成粥。佐餐食用。

2.佛手茶　鲜佛手 15g（或干品 6g），开水冲泡。代茶频饮。

3.豆蔻草果炖乌鸡　乌骨雌鸡 1 只，肉豆蔻 15g，草果 6g。将肉豆蔻、草果炒焦，装入鸡腹内，扎定煮熟即可。饮汤食肉。

4.草果炖鸡　乌骨雄鸡 1 只，草果 5g，糯米 15g，莲肉 15g，胡椒 3g。将草果、莲肉、糯米、胡椒末放入洗净的乌鸡腹中，小火煮至鸡熟烂。空腹食之。

5.荷叶米粉肉　新鲜荷叶 5 张，瘦猪肉 250g，大米粉 250g，调料适量。猪肉切成厚片，加入精盐、酱油、食油、淀粉等搅拌均匀备用。将荷叶洗净裁成方块，把肉和米粉包入荷叶内，卷成长方形，放笼中蒸 30 分钟，取出即可食用。佐餐食用。

26 任务六 瘀血体质人食养

任务资讯

一 体质机理

瘀血体质是指体内有血液运行不畅的潜在倾向或瘀血内阻的病理基础，以血瘀表现为主要特征的体质状态。引起血瘀的常见原因有寒凝、气滞、气虚、外伤等。

二 症状表现

面色黧黑，肌肤甲错，口唇爪甲紫黯，或皮下紫斑，妇女常见经闭。舌质紫黯，或见瘀斑、瘀点，脉象细涩。

三 食养方法

以活血祛瘀，疏利通络为主。

1. 平时可以多吃活血化瘀、辛香温散的食物，比如山楂、韭菜、洋葱、辣椒、大蒜、生姜等食物；也可以适当吃牛肉、羊肉、狗肉等温热食物。

2. 可适当喝白酒或者葡萄酒等，具有一定疏通气血的作用。

3. 必要时可以口服药物进行调理，比如血府逐瘀丸、少腹逐瘀丸等具有活血化瘀功效的药物。

四 推荐食材

山楂、香菇、茄子、油菜、羊血、黑豆、黄豆、芒果、番木瓜、当归、红花、红糖、洋葱、黄酒、葡萄酒等。

五 推荐食养方

1. 山楂粥 山楂 20g，粳米 60g，红糖适量。将山楂洗净切块，与粳米一起入锅，加适量水，小火煮成稠粥，红糖调味即可。经常食用。

2. 蒜泥茄子 茄子 250g，蒜头 1 个，调料少许。茄子洗净下水焯熟，撕成细条状，加入捣成泥的蒜头，再加上精盐、少量麻油和味精，拌匀即可。佐餐食用。

3. 洋葱葡萄酒 洋葱 1 个，葡萄酒 1 瓶（500mL）。将洋葱切成细条，放入葡萄酒中密闭，浸泡 1 周即可。每日 2 次，每次饮用 50mL。

4. 当归红花酒 当归 20g，红花 50g，葡萄酒 500mL。将当归切片，与红花一起放入葡萄酒中，浸泡 10 天即可。每日 1 次，每次饮用 50mL。

27

任务七 气郁体质人食养

任务资讯

一 体质机理

气郁体质是指由于长期情志不畅、气机郁滞而形成的以性格内向不稳定，忧郁脆弱，敏感多疑为主要表现的体质状态。其形成原因一是与先天遗传有关；二为后天因素，如因精神刺激，或暴受惊恐，或所欲不遂，或忧郁思虑等。引起气郁的常见原因有病邪内阻，或七情郁结，或阳气虚弱、温运无力等。

二 症状表现

易失眠，抑郁脆弱，敏感多疑，易患梅核气等。

三 食养方法

以健脾理气，疏肝解郁为主。
1.多食一些能行气的食物，如佛手、橙子、荞麦、韭菜、茴香、大蒜等。
2.少量饮酒，以活血通脉、愉悦情志。

四 推荐食材

玫瑰花、柑橘、绿萼梅、豆豉、荞麦、高粱、刀豆、蘑菇、萝卜、洋葱、苦瓜、丝瓜、海带等。

五 推荐食养方

1.三花茶 玫瑰花 7 朵，代代花 3 朵，绿萼梅 3 朵。将上三种花放入杯中，用沸水冲泡即可。代茶饮。

2. 佛手陈皮茶 佛手柑 3g，陈皮 3g，绿茶 3g。将上三味放入杯中，用沸水冲泡。代茶饮。

3. 大蒜炒丝瓜 丝瓜 250g，大蒜 50g。丝瓜去皮切段，大蒜敲碎，用植物油炒熟，调味即可。佐餐食用。

28

任务八　湿热体质人食养

任务资讯

一　体质机理

痰湿体质是指痰湿凝聚，以体型肥胖、腹部肥满、口黏苔腻等表现为主要特征的体质状态。引起湿热的常见原因有先天遗传，或长期居住在低洼潮湿处，或嗜食油腻、甜食，或长年饮酒等。

二　症状表现

形体偏胖，面部油亮，口苦口干，口气重，身体困倦，烦躁易怒，男子阴囊潮湿，女子带下量多，大便干或黏滞，小便短赤，舌苔黄腻，脉滑数。湿热体质人群易患疮疖、黄疸、火热病证等。

三　食养方法

1.以清热化湿为饮食原则。

2.忌辛辣燥烈、温热大补的食物。如辣椒、生姜、大葱、大蒜、狗肉、羊肉、牛肉、鹿肉等。

3.戒烟、酒。烟草为辛热秽浊之物，易于生热助湿。酒性热而质湿，堪称湿热之最。

四　推荐食材

薏苡仁、莲子、赤小豆、绿豆、五指毛桃、鲫鱼、冬瓜、莴苣、丝瓜、葫芦、苦瓜、黄瓜、西瓜、白菜、芹菜、卷心菜、莲藕、蕹菜、鸭肉等。

五 推荐食养方

1.凉拌二瓜 黄瓜、西瓜皮各适量，适量调料。将黄瓜洗净切条，西瓜皮去翠衣切成条，加盐、味精等调料腌制 10 分钟，淋上麻油即可。佐餐食用。

2.丝瓜鲫鱼汤 鲫鱼 1 条，丝瓜 250g。丝瓜去皮切段备用，鲫鱼宰杀洗净入油锅两面煎，去剩油，加盐和适量水，小火炖至汤呈牛奶样乳白色，入丝瓜段，煮至丝瓜熟软即可佐餐食用。

3.薏苡仁二豆粥 薏苡仁、赤小豆、绿豆各 50g。将以上三味洗净入锅中，加适量清水，小火煮至粥成即可。佐餐食用。

4.凉拌莴苣 莴苣适量，去皮，切成寸段，入开水锅中焯一下，加盐、味精、麻油拌匀即可。

知识拓展

平和质

1.形体特征：体形匀称、健壮。

2.心理特征：性格随和开朗。

3.常见表现：面色、肤色润泽，头发稠密有光泽，目光有神，鼻色明润，嗅觉通利，味觉正常，唇色红润，精力充沛，不易疲劳，耐受寒热，睡眠安和，胃口良好，两便正常，舌色淡红，苔薄白，脉和有神。

4.发病倾向：平时较少生病。

5.对外界环境适应能力：对自然环境和社会环境适应能力较强。

6.平和质的人具有阴阳和调、血脉畅达、五脏匀平的生理特点，这类体质的人，饮食调养的第一原则是膳食平衡，要求食物多样化。

项目评价

一 单项选择题

1. 体质是指人体的（　　）

A. 身体素质　　　　　　B. 心理素质　　　　　　C. 身心特性

D. 遗传特质　　　　　　E. 形态结构

2. 健康之人的体质应为（　　）

A. 阳虚质　　　　　　　B. 阴虚质　　　　　　　C. 平和质

D. 肥胖质　　　　　　　E. 瘦小质

3. 某人身体强壮、胖瘦适中，饮食无偏嗜，二便通调，面色红润，性格开朗随和，精力充沛，举动灵活，睡眠良好。其体质属于（　　）

A. 气郁质　　　　　　　B. 阴虚质　　　　　　　C. 平和质

D. 阳亢质　　　　　　　E. 痰湿质

4. 某人形体偏瘦，面色红润，食欲旺盛，喜饮冷水，易出汗，性格外向，喜动好强，自制力较差。其体质属于（　　）

A. 阴虚质　　　　　　　B. 痰湿质　　　　　　　C. 平和质

D. 气郁质　　　　　　　E. 阳虚质

5. 某人形体偏胖，面色萎黄，食量较小，喜饮热水，性格内向，动作迟缓，容易疲劳。其体质属于（　　）

A. 偏阳质　　　　　　　B. 偏阴质　　　　　　　C. 平和质

D. 阴虚质　　　　　　　E. 气郁质

二 简答题

1. 简述气虚体质的特征。

2. 简述阳虚体质的特征。

3. 简述阴虚体质的特征。

4. 简述痰湿体质的特征。

项目五　常见疾病的食疗

扫一扫
查看本项目数字化资源

学习目标

❶ 知识目标

（1）掌握：常见疾病的辨证施食。

（2）熟悉：常见疾病的食疗原则和辨证要点。

（3）了解：常见疾病的概念、病因病机和健康饮食指导。

❷ 技能目标

（1）能够说出常见疾病食疗方的功效。

（2）学会常见疾病食疗方的用法。

（3）能够说出常见疾病食疗方的使用注意。

❸ 素质目标

（1）培养学生树立健康的饮食理念，养成良好的饮食习惯。

（2）培养学生辨证分析的能力和中医思维方式。

（3）通过渗透"大医精诚"的医药职业道德教育，使学生认识到自己职业的严谨性和崇高

性，提高学生的职业荣誉感，同时培养学生的劳动精神和工匠精神。

课前预习

01

任务一 感 冒

任务资讯

一 概念

感冒是感受风邪或时行疫毒所导致肺卫功能失调，以鼻塞、流涕、喷嚏、咳嗽、恶寒发热、头身疼痛为主要特征的常见外感病证。

本病四季均可发生，尤以冬、春季多发，以其两季气候多变，人体正气不足者，感而发病。如果在一个时期引起广泛流行，证候多相类似者，称为"时行感冒"。

西医所称的普通感冒、流行性感冒、上呼吸道感染，均可参照本任务辨证论治。

二 病因病机

1. 外感六淫、时行疫毒，乘人体御邪能力不足之时，侵袭肺卫皮毛，或从口鼻而入，或从皮毛内侵，致使肺失宣肃，卫表失和，出现卫表不和及上焦肺系症状。因病邪在外、在表，故尤以卫表不和为主。

2. 病位在肺。

三 辨证要点

1. 辨表寒表热

表寒证：恶寒重，发热轻，无汗；流清涕，咳痰清稀；苔薄白，脉浮紧。

表热证：发热重，恶寒轻，有汗；流黄涕，痰黄稠；苔薄黄，脉浮数。

2. 辨兼夹 风邪常兼夹他邪，兼暑邪多有季节性，必为夏季；兼湿有身体困重以及湿象表现；兼燥多为秋季，且有口、咽、鼻、皮肤的干燥症状。

3. 辨虚实 体虚感冒的患者大多形体虚弱，证属虚实夹杂，另外体虚感冒当分气、血、阴、阳亏虚，注意询问病史，气虚者不振奋，倦怠少气；血虚者不荣，面、唇、舌、甲色淡；阴虚者内热，潮热盗汗；阳虚者虚寒，形寒肢冷。

4. 辨普通感冒与时行感冒 普通感冒与时行感冒对比见表5-1。

表5-1 普通感冒与时行感冒

	病因	发病季节	流行情况	症状	传变情况
普通感冒	风邪为主	冬春季多发	常呈散发性	发热不高或不发热，全身症状轻浅	病情较轻，少有传变
时行感冒	时行病毒	不限季节	广泛的传染性和流行性	高热，全身症状显著	病情较重，发病急，可发生传变，化热入里

四 食疗原则

感冒的病位在卫表肺系，应因势利导，从表而解，采用解表达邪的食疗原则。风寒感冒者宜以辛温发汗解表为食疗原则，风热感冒者宜以辛凉解表为食疗原则，暑湿感冒治疗应以清暑、祛湿、解表为主，虚体感冒治疗又当以补益兼解表为原则。

五 辨证施食

1. 风寒感冒

[临床表现] 发热恶寒，头痛身痛，鼻流清涕，舌淡红，苔薄白，脉浮紧或浮缓。

[施食原则] 疏风散寒，辛温解表。

[食疗方] 风寒感冒辨证施食见表5-2。

表5-2 风寒感冒辨证施食

食疗方	原料	功效	制法	应用
姜糖苏叶饮	生姜片15g，苏叶、红糖各10g	解表散寒，和胃宽中	将生姜洗净，切丝；苏叶洗净，一起装入茶杯中，用沸水冲泡，盖上盖，浸泡10分钟，调入红糖搅匀，即可	趁热服下，温覆取汗
姜糖饮	生姜10g，红糖15g	解表散寒，和胃宽中	生姜洗净，切丝，沸水闷泡15分钟，加红糖调匀	趁热服下，温覆取汗
葱白粥	新鲜连须根葱白两棵，淡豆豉10g，粳米60g，食盐少许	发汗解表，和胃	将连须根葱白洗净，备用；粳米淘洗干净，放入砂锅内，加水适量，置武火上烧沸，再用文火熬煮至五成熟时，加入新鲜连须根葱白、食盐、豆豉，继续煮至粥成即可	温服

食疗方	原料	功效	制法	应用
葱豉汤	豆豉15g，葱白5段	发汗解表	煎汤	代茶饮
胡荽拌香干	豆腐干250g，胡荽50g，麻油、味精、盐适量	发散风寒	将豆腐干切丝，胡荽洗净切段，加入味精、盐拌匀，淋上麻油即可	佐餐食用
青椒炒豆豉	青椒、豆豉各250g，食油、盐各适量	发散风寒	将青椒、豆豉按常法炒熟，加入食盐调味即可	佐餐食用

2. 风热感冒

　　[临床表现] 发热，微恶风寒，头痛，鼻塞流浊涕，咽喉肿痛，目赤，口干欲冷饮，咳嗽痰黄，舌苔薄白或薄黄，脉浮数。

　　[施食原则] 辛凉解表，清热解毒。

　　[食疗方] 风热感冒辨证施食见表5-3。

表5-3　风热感冒辨证施食

食疗方	原料	功效	制法	应用
薄荷粥	鲜薄荷30g，粳米100g	疏散风热，清利头目	将薄荷洗净，放入砂锅内，加水适量，煎煮5分钟，去渣，留汁待用；将粳米淘洗干净，置砂锅中加入清水适量，武火上烧沸，用文火煮至九成熟时，加入薄荷汁，继续煮至粥成即可	温服，每日两次
银花茶	银花20g，茶叶6g，白糖适量	辛凉解表，宣散风热	水煎5分钟，即可	温服，代茶饮
银花薄荷饮	金银花15g，薄荷6g，白糖适量	辛凉解表，利咽解毒	先将金银花加适量水煮15分钟后加入薄荷煮沸3分钟，倒出汤液，加适量白糖即可	代茶饮
芦根薄荷饮	鲜芦根30g，薄荷5g	辛凉解表，清热生津	将芦根、薄荷加适量水煎取汁	代茶饮
甘蔗荸荠汤	甘蔗150g，荸荠100g	清热生津	将甘蔗切段与荸荠共入锅中，加适量水煮汤	喝汤，吃物
萝卜汤	白萝卜200g，金银花10g，甘草3g	辛凉解表，宣肺清热	将白萝卜切片加水3杯，煮沸后加入金银花、甘草，煎取汁两杯；加白糖适量	趁热服下1杯，半小时后再服1杯，每日两次

3. 暑湿感冒

[临床表现]发热头痛，头重如裹，鼻塞身重，面色淡黄，困倦乏力，纳减欲呕，舌淡红，苔白腻，脉濡滑。

[施食原则]清暑化湿。

[食疗方]暑湿感冒辨证施食见表5-4。

表5-4 暑湿感冒辨证施食

食疗方	原料	功效	制法	应用
苦瓜茶	鲜苦瓜1个，茶叶适量	清暑利湿	将苦瓜洗净，待表面水干后，截断去瓤，纳入茶叶后接合，悬挂通风处阴干，连同茶叶切碎混匀即可	每次取10g，沸水冲泡频饮
西瓜汁	西瓜	清暑利湿	西瓜榨汁；西瓜皮100～200g，煎汤	两者代茶饮，量不拘
西瓜番茄汁	西瓜500g，番茄250g	清热解暑，生津止渴	将西瓜、番茄分别绞汁后混合调匀即可	代茶，频饮
荷叶冬瓜汤	鲜荷叶1片，鲜冬瓜250g，盐适量	清暑化湿	荷叶、冬瓜共入锅内，加水煮至冬瓜熟，食盐调味	饮汤，食冬瓜
香薷扁豆粥	香薷10g（纱布包），白扁豆60g（鲜品加倍），粳米100g，红糖适量	祛风解表，清暑利湿	先将白扁豆用温水浸泡过夜，再与粳米同煮至豆熟未开花时加入纱布包，再煮到粥稠，去纱布包，用红糖调味即可	早晚餐服用

4. 气虚感冒

[临床表现]发热不高，反复发作，自汗，面色无华，恶风怕冷，鼻塞流清涕，肢软乏力，纳呆，或有咳嗽，舌淡嫩，苔薄白，脉细弱。

[施食原则]益气解表，调和营卫。

[食疗方]气虚感冒辨证施食见表5-5。

表5-5 气虚感冒辨证施食

食疗方	原料	功效	制法	应用
葱白鸡肉粥	鸡肉100g，粳米100g，红枣10枚，生姜15g，葱白30g，胡荽10g	益气解表	把鸡肉洗净切碎，粳米淘洗干净，红枣去核，生姜去皮，切碎，葱、胡荽洗净切碎。将鸡肉、粳米、红枣、生姜一同放入锅内，加清水适量，武火煮沸后，再用文火煲至粥成后放入葱白、胡荽拌匀，调味	当早餐分次温服

续表

食疗方	原料	功效	制法	应用
怀山葱白糊	生山药100～150g，小麦面粉60～90g，葱白5～7根，姜3～5g	健脾益气，发散外邪	将生山药洗净，刮去外皮捣烂，调入冷水中煮成粥，将熟时加入葱白、姜及面粉搅拌成糊即成	趁热食之
黄芪苏叶饮	黄芪20g，苏叶10g，大枣5枚，生姜3片，红糖适量	益卫固表，补气温中	上四味共入砂锅煎取汁，红糖调味	代茶饮（适用于未感冒之时预防）
淡豉葱白煲豆腐	淡豆豉12g，葱白15g，豆腐200g	益气健脾，疏散表邪	豆腐加水适量，略煎煮，加入豆豉，煎煮10分钟，再入葱白、盐、味精，滚开即出锅	趁热服食，温覆取汗

知识拓展

日常生活中如何预防感冒？

六　健康饮食指导

1.感冒初起宜吃清淡稀软饮食，如米汤、汤面、白米粥、玉米粥、藕粉等；忌吃油腻、酸腥、黏滞、滋补食品，如羊肉、鸡肉、猪肉、人参、黄芪、麦冬、阿胶、海鲜、螃蟹、龙眼肉、石榴、乌梅、糯米饭及甜品，以防闭门留寇，邪不易出。

2.宜多饮水。多饮水可以保持呼吸道湿润，有助于毒素排泄。

3.宜多食水果、蔬菜。水果和蔬菜可以提供人体所需的各种维生素和微量元素。

4.风寒感冒者忌食生冷性寒的食物，如柿子、豆腐、绿豆芽、冷饮、螺蛳、蚌肉、生萝卜、生藕、生梨、生荸荠、冷茶等。宜食葱白、生姜、胡荽等。

5.风热感冒一般伴有咽红肿痛，故忌食辛辣刺激、温热香燥的食物，如炒花生、炒瓜子、烟、酒、辣椒、葱、韭菜、羊肉、狗肉、荔枝、龙眼等。宜食梨、荸荠、绿豆、地瓜、甘蔗、罗汉果、薄荷等。

6.暑湿感冒者除忌肥腻食物外，还应忌过咸食物，如腌肉、咸菜、火腿等，因过咸可凝湿生痰，刺激气管引起咳嗽加剧，不利于感冒康复。宜多食丝瓜、茭白、冬瓜、西瓜、黄瓜等清热化湿之品。

7.忌饮酒和浓茶、咖啡。

任务二　咳　嗽

任务资讯

一　概念

咳嗽是指肺失宣降，肺气上逆，以发出咳声或咳吐痰液为主症的一种病症。无论何种病因导致肺气失于宣发肃降，均可出现咳嗽。

凡临床表现以咳嗽为主要症状的疾病均属本任务探讨范围，其他疾病兼见咳嗽症状者，也可参考本任务内容。

西医学的呼吸道感染、急性支气管炎、支气管扩张和支气管肺炎等疾病以咳嗽为主要症状者，参照本任务内容辨证施食。

二　病因病机

1.咳嗽的发病原因较多，可由外邪侵袭，肺卫受邪而发病；也可因其他脏腑功能失常，传至肺脏而致病。常见病因主要有脏腑功能失调，内邪干肺；郁怒伤肝，气机不畅，气郁化火，气火上逆犯肺；嗜烟好酒，熏灼肺胃；过食肥厚辛辣之品，或脾运不健，痰湿内生，上渍于肺等。

2.病位在肺，与肝、脾、肾有关。

三　辨证要点

1.外感咳嗽　主要是由于风、寒、湿、燥之邪犯肺所致。多为新病，起病急，病程短，常伴肺卫表证，属于邪实，包括风寒袭肺证、风热犯肺证、风燥伤肺证等，注意分清病邪的性质。

2.内伤咳嗽　由肺脏虚弱或其他脏腑疾病而导致肺引起的咳嗽。久病或反复发作，起病缓，身无表证，多见虚实夹杂，本虚标实，包括痰湿蕴肺证、痰热郁肺证、肺阴亏耗证、肝火犯肺证等，应分清标本缓急主次。

四 食疗原则

外感咳嗽，治宜祛邪利肺。因肺居高位，用药宜清扬，以使药力易达病所；宜重视化痰顺气，痰清气顺，肺气宣畅，则咳嗽易愈。内伤咳嗽，以邪实为主者，治宜祛邪止咳；以本虚为主者，治宜补肺养正。

五 辨证施食

（一）外感咳嗽

1. 风寒袭肺证

［临床表现］咳嗽，痰白而稀，鼻塞流清涕，或见恶寒发热，无汗，头痛，身痛，苔薄白，脉浮紧。

［施食原则］疏风散寒，宣肺止咳。

［食疗方］风寒袭肺证咳嗽辨证施食见表5-6。

表5-6 风寒袭肺证咳嗽辨证施食

食疗方	原料	功效	制法	应用
紫苏粥	粳米100g，紫苏叶10～15g	疏风散寒，宣肺止咳	粳米按常法煮粥，粥成时加紫苏叶，再煮2～3分钟即可	趁热服用
生姜粥	生姜10g，粳米100g，葱白10g	辛温发散，解表散寒	生姜切片，葱白切碎。将粳米煮粥，待米熟后加入生姜、葱花，粥成时将生姜片取出	每日1～2次趁热顿服
醋豆腐方	醋50mL，豆腐300g，植物油30g，葱花少许	疏风散寒，宣肺止咳	将油烧熟后倒入葱花，加少许盐，而后倒入豆腐，将豆腐压成泥状后翻炒，加醋，再加少许水继续翻炒即可	趁热当菜食用
生姜炒鸡蛋方	鸡蛋1枚，生姜12g	疏风散寒，宣肺止咳	将鸡蛋打碎，生姜切碎，然后两味搅匀，炒熟吃	趁热服用，每日两次
姜糖苏叶饮	生姜6g，紫苏叶3g，红糖适量	解表散寒，行气宽中	生姜切丝，紫苏叶碾碎，与红糖一起放入瓷杯中，用开水冲泡10分钟，即可饮用	代茶饮
葱豉汤	葱白5～10段，淡豆豉10g，苏梗或陈皮3g，红糖适量	发汗解表，通阳解毒	将葱洗净，取葱白与淡豆豉、陈皮等入砂锅共煎取汁，再调入红糖	日分数次，酌量饮用

续表

食疗方	原料	功效	制法	应用
苏杏汤	紫苏10g，杏仁10g，生姜10g，红糖适量	疏风散寒，宣肺止咳	紫苏、杏仁捣成泥，生姜切片，共煎取汁去渣，加入红糖再稍煮片刻，令其溶化	日分两三次饮用
甘草干姜汤	甘草10g，干姜5～10g	疏风散寒，宣肺止咳	甘草、干姜共煎取汁	日分三次饮用
萝卜葱白汤	萝卜1个，葱白6根，生姜15g	散寒解表，宣肺止咳	将萝卜洗净入锅中，加3碗水，先将萝卜煮熟，再放入葱白、姜，稍煮一二沸	喝汤吃萝卜，每日两次
蒸大蒜水	大蒜2～3瓣，冰糖1粒	疏风散寒，宣肺止咳	将大蒜拍碎加半碗水，放入冰糖，把碗加盖放入锅中，用旺火烧开后改用小火蒸15分钟即可	每天2～3次

2. 风热犯肺证

［临床表现］咳嗽，咯痰黄稠，或见发热、微恶风寒、口干咽痛、鼻塞流黄浊涕，舌尖红，苔薄白干或薄黄，脉浮数。

［施食原则］疏风清热，宣肺止咳。

［食疗方］风热犯肺证咳嗽辨证施食见表5-7。

表5-7　风热犯肺证咳嗽辨证施食

食疗方	原料	功效	制法	应用
桑菊饮	桑叶、菊花、薄荷、甘草各10g	疏风清热，宣肺止咳	将上述诸物共入杯中，用开水冲泡	代茶频饮
二花茶	金银花5g，绿茶3g	清热解毒，润肺止咳	将金银花洗净放入锅中，加水适量，煮开5分钟后，去渣取汁，倒入装有茶叶的杯子中，加盖闷5分钟即可	代茶频饮
桑白皮枇杷饮	桑白皮25g，炙枇杷叶15g	泄肺止咳，清热化痰	将桑白皮、炙枇杷叶共入砂锅中，加适量水煎煮30分钟取汁	早、晚2次分服
清热止嗽茶	桑叶、菊花、炙枇杷叶（包）各6g，酒黄芩3g，鲜芦根10g，陈皮3g，焦枳壳4.5g	疏散风热，清泄肺热，化痰止咳	将枇杷叶用纱布包，其余共制粗末，水煎取汁即可	代茶不拘时频频温饮
雪羹汤	海蜇120g，荸荠100g	清肺，化痰，止咳	先将海蜇用水漂淡，与荸荠一起切碎，加适量水，煎煮半小时	喝汤吃菜

续表

食疗方	原料	功效	制法	应用
橄榄煲萝卜	青橄榄250g，白萝卜500～1000g	疏风清热，降气止咳	煎汤代茶	分多次饮用
鱼腥草炖鲜梨	鲜鱼腥草50g，鲜梨250g，白糖适量	清热解毒，润肺止咳	将鲜梨洗净切块，鱼腥草入锅中，加适量水煎取汁。用该汁与梨块、白糖用小火煨煮至梨块完全酥烂即可	早、晚2次分服，吃梨，喝汤
鱼腥草冲鸡蛋	鸡蛋1枚，鱼腥草30g	清热解毒，化痰	将鱼腥草浓煎取汁，用滚沸的药汁冲鸡蛋	温服，每日1次
金银花冲鸡蛋	金银花5g，鲜鸡蛋1枚	疏风散热，润肺止咳	将金银花加水200mL，煮沸5分钟，取汁。把鸡蛋打入碗内，用金银花汁冲鸡蛋，搅匀即可	趁热一次服完。每日早、晚各服1次
橄榄粥	橄榄肉20g，大米100g，白萝卜50g，冰糖适量	清热宣肺，止咳利咽	将橄榄、白萝卜洗净，剁碎，大米淘洗干净备用，锅内加水适量，加入橄榄、白萝卜大米煮粥，熟后调入冰糖即成	每日1～2次，连服3～5日
苡仁芦根粥	生薏苡仁60g，鲜芦根30g，白米60g	清热化痰	鲜芦根煎成汁，去渣后加入薏苡仁和白米一起熬成粥	经常服食
萝卜粥	萝卜500g，粳米60g	降气化痰，和胃	方法一：萝卜绞汁，取100mL汁与粳米煮成粥 方法二：萝卜切成片，与粳米共煮成粥	早、晚分食

3. 风燥伤肺证

[临床表现] 干咳，连声作呛，咽痒，咽喉干痛，唇鼻干燥，口干，无痰或痰少而黏，不易咳出，或痰中带血丝，初起或伴鼻塞、头痛、微恶寒、身热。舌质红而少津，苔薄白或薄黄，脉浮数。

[施食原则] 疏风清肺，润燥止咳。

[食疗方] 风燥伤肺咳嗽证辨证施食见表5-8。

表5-8　风燥伤肺证咳嗽辨证施食

食疗方	原料	功效	制法	应用
桑杏饮	桑叶10g，杏仁6g，天花粉10g，梨皮20g	疏散风热，清肺止咳	煎汤取汁	热服，日服3次

续表

食疗方	原料	功效	制法	应用
杏仁麦冬饮	杏仁（去尖）6g，麦冬10g	养阴生津，润肺止咳	杏仁去尖置沸水中略煮，待皮微皱起时捞出，浸凉水中，脱去种皮；将麦冬洗净。杏仁、麦冬共入锅内，加清水适量，置武火上烧沸后，转用文火煮15分钟、去渣留汁即成	日服2～3次，凉时饮用
沙参心肺汤	北沙参20g，玉竹20g，葱25g，猪心、猪肺各100g，盐3g	养阴清肺，益气润燥	将沙参、玉竹放入纱布袋内，与猪心、猪肺、葱一起入砂锅内，加水适量炖煮，至猪心、猪肺熟透，加盐后食猪心、猪肺，喝汤	每日1次
川贝炖雪梨	梨1个，川贝粉3g，冰糖10g	润燥生津	先将梨在靠近蒂处用刀切下，将核挖出，拓宽四周，即成"梨甑"，把川贝粉和冰糖放入梨甑中，将梨蒂盖合，竹签插牢，蒂向上平放碗中，隔水蒸熟即可	每日早晚各1次，吃梨喝汤
红白萝卜蜜膏	白萝卜200g，红萝卜200g，蜂蜜100mL	疏风清肺，润燥	白萝卜、红萝卜切细丝，用纱布绞挤汁液，放入锅内用中火煮沸。加入蜂蜜100mL，继续熬至稠即成	日服2～3次，每次5～10g
二冬百合膏	天冬、麦冬、百合各250g	养阴清肺，润燥止咳	将三味药加水适量以文火煮3小时，过滤取汁，浓缩成清膏；每100g清膏加蜂蜜50g，混匀即可	每次15g，白开水调服，一日两次
百合胡桃粥	百合30g，核桃仁10～15g，大红枣10枚，粳米50g	润燥止咳	取百合、核桃仁、大红枣、粳米共煮为粥	早晚各1次
银耳鸡蛋膏	银耳5g，鸡蛋1枚，蜂蜜适量	润燥止咳	银耳浸泡洗净后以文火煮2～3小时，把鸡蛋打破取蛋清，兑入少许水，搅匀，放锅中，加蜂蜜适量，用小火煮成膏	1日1匙，每日两次

（二）内伤咳嗽

1.痰湿蕴肺证

[临床表现]咳嗽反复发作，咳声重浊，因痰而嗽，痰多，痰出咳平，痰黏腻或稠厚成块，色白或带灰色，每于早晨或食后则咳痰，进甘甜油腻食物加重，胸闷脘痞，呕恶食少，体倦，大便时溏，舌苔白腻，脉濡滑。

[施食原则]健脾燥湿化痰。

[食疗方]痰湿蕴肺证咳嗽辨证施食见表5-9。

表 5-9　痰湿蕴肺证咳嗽辨证施食

食疗方	原料	功效	制法	应用
橘红糕	橘红10g，白糖200g，米粉500g	燥湿化痰	橘红研成细末与白糖和匀为馅，米粉以水少许润湿，放蒸屉布上蒸熟，压实，待冷后，卷入橘红糖粉，切为夹心方块米糕	不拘时酌量食用
柚子炖鸡	柚子1个，雄鸡1只，生姜、葱、食盐、味精、料酒适量	化痰止咳	鸡去皮毛、内脏，洗净；柚子去皮，留肉，将柚肉装入鸡腹内，放入砂锅中，加入葱、姜、料酒、食盐、水。将盛鸡的砂锅置于有水的锅内，隔水炖熟，即可食用	佐餐服食
橘皮粥	橘皮30g，粳米100g，白砂糖5g	燥湿化痰，理气止咳	将橘皮研成细末；粳米用冷水浸泡半小时，捞出沥干水分。取锅放入冷水、粳米，先用旺火煮沸，然后改用小火熬煮，至粥将成时，加入橘皮末和白糖，再略煮片刻，即可盛起食用	佐餐服食

2. 痰热郁肺证

[临床表现]咳嗽气粗，或喉中有痰声，痰多质黏厚或稠黄，咳吐不爽，或有热腥味，或吐血痰，胸胁胀满，咳时引痛，面赤，或有身热，口干而黏，欲饮水，舌苔薄黄腻，脉滑数。

[施食原则]清热肃肺，豁痰止咳。

[食疗方]痰热郁肺证咳嗽辨证施食见表 5-10。

表 5-10　痰热郁肺证咳嗽辨证施食

食疗方	原料	功效	制法	应用
三鲜汁	藕500g，荸荠500g，梨500g，白糖50g	清热化痰，肃肺止咳	藕去切丝，荸荠去皮切薄片，梨去皮、去核切薄片。一起用洁净纱布挤绞出汁液，汁液中加入白糖，再加凉开水适量，搅匀即成	不拘时频饮之
白萝汁	鲜白萝卜500g，白糖50g	止咳化痰	取鲜白萝卜去皮，切成2cm方块，用纱布绞挤汁液。将白糖50g放入白萝卜汁液中，拌匀即成	随量饮之
鱼腥草猪肺汤	新鲜鱼腥草50g，猪肺1个	清热解毒，豁痰止咳	先将猪肺切成小块，放入锅中，加水适量煲汤，加盐少许。猪肺熟烂后放入洗净的鱼腥草，再煮3分钟，即成	佐餐食

续表

食疗方	原料	功效	制法	应用
猪胆汁蜜饮	新鲜猪胆两只，蜂蜜10g	清热化痰止咳	先将猪胆用凉开水清洗干净，再将猪胆切开取汁，装入瓶中备用。每次取胆汁3g，与蜂蜜5g拌和均匀	每日两次，温开水送服
丝瓜花饮	干丝瓜花10g，冰糖适量	清热化痰，止咳平喘	取干丝瓜花，放入茶杯中，冰糖适量，用开水冲泡，温浸10分钟后，即可饮用	代茶饮
桑白皮枇杷饮	桑白皮25g，枇杷叶15g	泻肺止咳，清热豁痰	桑白皮洗净，切段；枇杷叶刷去毛，切碎，晒干后蜜炙。将桑白皮、枇杷叶共入砂锅，加水适量，煎煮30分钟，去渣取汁即成	早、晚两次分服
生芦根粥	鲜芦根100～150g，竹茹15～20g，粳米适量	清肺化痰	取鲜芦根切成小段与竹茹同煎，取汁去渣，再与粳米同煮为粥。粥欲熟时加入生姜两片，稍煮即可	凉时食用，每日两次，3～5日为1个疗程
杏仁饼	杏仁10g，柿饼10个，青黛10g	清肺泄热，化痰定喘	将杏仁炒黄研为泥状，与青黛搅拌均匀，放入掰开柿饼中摊开，用湿黄泥巴包裹，煨干后取柿饼食用	每次1个，每日2次

3. 肺阴亏耗证

[临床表现] 干咳，咳声短促，少痰或痰中带血丝，低热，午后颧红，五心烦热，潮热盗汗，口干咽燥，舌红少苔，脉细数。

[施食原则] 滋阴润燥，化痰止咳。

[食疗方] 肺阴亏耗证咳嗽辨证施食见表5-11。

表5-11　肺阴亏耗证咳嗽辨证施食

食疗方	原料	功效	制法	应用
冰糖黄精汤	黄精30g，冰糖50g	补虚止咳，滋肺平喘	先将黄精用冷水泡发3～4小时，然后将其捞起放入锅内，再放冰糖和清水适量，武火烧沸后转用文火煨熬，直至黄精熟烂即成	日服2次，吃黄精喝汤
玉竹瘦肉汤	玉竹30g，猪瘦肉150g，盐、味精适量	养阴润肺止咳	先将玉竹切片用纱布包好，猪瘦肉洗净切块，然后一同放入砂锅内，加清水适量煎煮，熟后去玉竹加盐及味精调味即成	吃肉喝汤

续表

食疗方	原料	功效	制法	应用
沙参百合饮	沙参10g，百合15g	养阴润肺	沙参、百合共煎取汁	酌量缓缓饮用
百合蜜	鲜百合100g，蜂蜜50g	润肺止咳，清心安神	将百合撕成瓣，装入碗内，上放蜂蜜，加盖蒸至百合熟即可	咽痒作咳时含用
白果桑椹饮	白果10g，人参3g，桑椹20g，冰糖适量	补肾纳气，敛肺平喘	白果放入锅内炒，去壳，与洗净的桑椹一起煎煮，20分钟后调入蜂蜜，翻滚片刻，即可停火	每日1剂
杏仁茶	甜杏仁120g，大米30g，白糖240g	止咳定喘，润肠通便	甜杏仁用开水略泡片刻，剥去外面红衣，洗净剁成粒，泡于冷水中。大米泡于冷水中。把杏仁和大米捞在一起，加入650g清水，磨成细浆，过滤去渣。锅洗净上火，注入500g清水，加入白糖，待糖溶化后，将杏仁浆慢慢倒入锅内，随倒随搅，搅成浓汁，熟后盛入碗内即成	酌量缓缓饮用
玉参焖鸭	玉竹50g，沙参50g，老鸭1只，葱、姜、味精、盐适量	养阴清热，润肺化痰	将老鸭除去毛和内脏，洗净放砂锅内，放入玉竹、沙参，加水适量。先用武火烧沸，再用文火焖煮1小时以上，待鸭肉炖烂时，放入调料即成	食鸭肉喝汤
银耳粥	干银耳10g，糯米100g，白冰糖150g，清水1250g	滋阴生津，润肺养胃	将银耳用清水浸泡发胀；糯米放入锅内加清水上火烧开，放入银耳，转用小火熬煮，并不断搅动，待米粒开花时，调入白冰糖熬至成粥即可	佐餐服食
杏仁猪肺粥	猪肺90g，杏仁10g，粳米60g，调料少许	养阴清肺，止咳	将猪肺切成块，杏仁去皮、尖。把粳米、猪肺、杏仁一齐放入锅内，加适量水，用小火煮成稀粥，用调料调味即可	佐餐食用
燕窝羹	燕窝3g，冰糖20g	补虚润肺，止咳化痰	燕窝用温水浸泡洗净，放于炖盅内，加冰糖隔水炖熟即可	每日1次

4.肝火犯肺证

[临床表现]咳时面赤，咽干，常感痰滞咽喉，咳之难出，量少质黏，或痰涎凝结如絮条，胸胁胀痛，咳时引痛，口干苦，舌苔薄黄少津，脉弦数。

[施食原则]清肺平肝降火。

［食疗方］肝火犯肺证咳嗽辨证施食见表 5-12。

表 5-12　肝火犯肺证咳嗽辨证施食

食疗方	原料	功效	制法	应用
丝瓜花蜜饮	丝瓜花10～20g，蜂蜜适量	清热止咳，消痰下气	丝瓜花放入茶杯内，以沸水冲泡，密闭10分钟，调入蜂蜜	趁热顿服，1日3次
菊花绿茶饮	菊花3g，槐花3g，绿茶3g	平肝清热	菊花、槐花、绿茶放入瓷杯中，以沸水浸泡，密闭5分钟	频频饮用，每日数次
杏菊饮	杏仁5g，菊花5g，白糖适量	清热止咳	杏仁用开水泡一下，去皮尖，与菊花一起放入砂锅中，加水适量，置中火煎熬10～15分钟，滗出汁液，另加水再熬取汁液，合并两次汁液过滤，加入白糖，煮沸即成	频服之

5. 寒饮犯肺证

［临床表现］咳嗽气急，呼吸不利，胸膈满闷，甚至喘逆痰鸣有声，咯吐白色清稀泡沫样痰，形寒背冷，喜热饮，其咳每多持续而时有轻重，冬季或受寒后发作加重，随着病程与年龄的增长而逐步增剧，舌苔白滑，脉细弦滑或沉弦。

［施食原则］温肺化饮。

［食疗方］寒饮犯肺证咳嗽辨证施食见表 5-13。

表 5-13　寒饮犯肺证咳嗽辨证施食

食疗方	原料	功效	制法	应用
姜汁甘蔗露	生姜汁、甘蔗汁适量	清热和胃，润燥生津，降逆止呕	取生姜汁一茶匙，甘蔗汁一杯混合，炖至温热即成	趁热服下，日服2次
加味干姜粥	干姜5g，茯苓10g，甘草3g，粳米100g	温中散寒，化饮止咳	干姜、茯苓、甘草一起入锅煎取汁去渣，再与粳米100g同煮为稀粥	日分2次服
紫苏粳米粥	紫苏叶15g，粳米50g	宣肺化饮	粳米煮成稀粥，加入紫苏叶，稍煮即可	每日2次，趁热温服
二子粥	炒白芥子6g，炒萝卜子9g，橘皮6g，炙甘草6g	行气止咳，温化痰饮	以上四种原料同入锅中煎煮30分钟，去渣取汁	每日1剂，早晚温服

6. 肺气不足证

[临床表现]咳声低弱无力，气短不足以息，咯痰清稀色白，量较多，神疲懒言，食少，面色白，畏风自汗，常因感冒引起咳嗽加重，病多久延不愈，舌苔淡白，脉细弱。

[施食原则]补益肺气。

[食疗方]肺气不足证咳嗽辨证施食见表5-14。

表5-14　肺气不足证咳嗽辨证施食

食疗方	原料	功效	制法	应用
人参胡桃汤	人参5g，核桃仁10g	补益肺气	人参、核桃仁放碗内，加适量清水浸泡40分钟，将碗置锅中隔水蒸炖1小时即成	食用时喝汤吃核桃仁。人参可连用3次，第3次吃时连同人参一并食之
高丽参蛤蚧鹧鸪汤	蛤蚧200g，鹧鸪250g，高丽参12g，陈皮5g，盐4g，姜4g	补益肺肾，化痰理气，平喘止咳	鹧鸪刮洗净，去毛去内脏，切成块状。蛤蚧去头去爪去鳞，用水洗净，切成块状。高丽参去芦头，切成片状。瓦煲内加入适量水，用猛火煲滚。放入材料，改用中火煲3小时。放入细盐调味，即可饮用	食肉喝汤
黄芪党参乌鸡汤	乌鸡半只，黄芪10g，党参10g，大枣6颗，食盐、水适量	补益肺气	将乌鸡斩块，黄芪、党参洗净后备用，大枣去核备用；将食材全部放入炖锅中，加水至完全淹没食材，开中火隔水炖一个半小时后，取出加少量食盐调味后即可	食肉喝汤
山药红枣粥	粳米100g，薏米75g，山药（干）50g，荸荠25g，枣（干）10g	气血双补，润肺调养	糯米、薏仁用冷水浸泡，3小时后捞出，沥干水分；荸荠、山药去皮，分别捣成粉末；红枣去核备用。薏苡仁、糯米下入锅内，加适量冷水，置旺火上煮至米粒开花；将红枣下入，转小火熬煮成粥；待糯米软烂时，边搅拌边将山药粉洒入锅内，约煮20分钟；将荸荠粉和白糖入锅搅匀即可	趁热服下
山药杏仁粥	山药500g，粟米250g，杏仁100g	补中益气，温中润肺	山药切片煮熟，晒干碾成粉；粟米炒香，磨成细粉；杏仁炒令过熟，去皮尖，切碎为末，将三者一起混匀。食用时取混合粉放入适量酥油，每次用10g煮粥	空腹时服
杏仁猪肺粥	杏仁10g，猪肺50g，粟米25g	润肺止咳	杏仁去皮尖，捣为泥；猪肺加水煮至七成熟，捞出切碎。将粟米、杏仁泥、猪肺加水同煮为粥	1日内分2次食用

知识拓展

你了解敏性咳嗽吗?

六 健康饮食指导

1. 咳嗽属实属热者,宜以清淡为原则,忌厚味油腻,可用白菜、萝卜、胡萝卜、茼蒿、竹笋、柿子等;咳嗽属虚者,宜清补,不宜峻补,宜选用具有益肺或养阴润肺作用的食物,如枇杷、橘子、梨、百合、蜂蜜;咳嗽属寒者,宜温肺止咳化痰,可用生姜、芥菜、杏子、佛手柑。

2. 忌烟酒,油煎炙烤食品也不宜食用,禁食糖果、饼干、花生、瓜子、油炸物等,以免酿痰生热。

3. 咳嗽发病期间应忌食鱼腥发物,以免加重咳嗽。忌生冷,生冷饮食易郁遏脾阳,损伤阳气,从而加重痰饮。

4. 咳嗽期间宜多饮水,充足的水分可稀释痰液,使痰液易于咳出。

03 任务三 高血压

任务资讯

一 概念

高血压是以血压值持续超过正常范围为特征的心血管疾病，临床上较为常见。一般情况下，正常成人收缩压应 < 140mmHg（18.6kPa），舒张压 < 90mmHg（12kPa），如果成人收缩压 ≥ 140mmHg 及（或）舒张压 ≥ 90mmHg 则为高血压，血压值在上述两者之间为临界高血压。

西医学按病因将高血压分为原发性高血压和继发性高血压两大类。原发性高血压最为常见，即大家常说的高血压，是一种独立性疾病。继发性高血压则为某些疾病的一种症状，常见于泌尿系统疾病、心血管疾病和内分泌系统疾病，当这些疾病治愈后，血压即恢复正常。

中医学认为高血压是由于七情内伤或脏腑功能失调引起，属于中医学的"眩晕""头痛""肝阳上亢"等范畴。

高血压是一种慢性疾病，病程较长，需要终身治疗，治疗高血压不能单单依靠降压药物，科学的饮食对高血压的预防和康复有着积极的作用。

二 病因病机

中医学认为，高血压常由情志不遂、年高体弱、久病劳倦、饮食不节等原因所致风、火、痰、瘀扰乱清窍，或气、血、精不足，髓海失养，形成眩晕、头痛。

精神紧张或忧思郁怒，使肝失条达，肝气郁结，气郁化火伤阴，肝阴耗伤，风阳易动；久病过劳，耗伤肾精或素体阳盛阴衰之人，阴亏于下，阳亢于上，上扰头目而出现眩晕、头痛。先天禀赋不足或年老肾精亏虚、髓海不足、脑失所养亦致眩晕。饮食不节，嗜食肥甘厚味，损伤脾胃；或忧思劳倦伤脾，以致脾虚健运失职，聚湿生痰；或肝气郁结，气郁湿滞生痰，痰湿中阻；或兼内生之风火作祟，上扰清窍，则表现为头痛、脘闷、眩晕欲仆等。

病位在清窍，但与肝、脾、肾三脏密切相关，病性分虚实两端。

三　辨证要点

1. 肝阳上亢证　眩晕比较严重，往往是头晕欲仆，头痛且胀，耳鸣，面红目赤，甚则面红如醉，脾气急躁易怒，或见腰膝酸软，后项及肩、背发强，四肢、面部麻木，手足震颤，甚则口眼㖞斜，或见心悸健忘，失眠多梦，遇劳累、恼怒症状加重，舌质红苔白或黄厚，脉弦数或弦劲而大。

2. 肝肾阴虚证　头晕目眩，耳鸣如蝉，久发不已，亦可见到两目干涩，视力减退，胁肋隐痛，腰膝酸软，健忘，咽干口燥，少寐多梦，舌质红，苔少或无苔。

3. 气虚血瘀证　胸闷气短，头晕心悸，肢麻失眠，乏力易汗，舌体胖大、色紫黯或有瘀斑、苔薄白，脉弦涩无力。

4. 痰浊中阻证　眩晕较重，头重痛如裹，甚则如坐舟车，房塌墙倒，天旋地转，可兼见胸闷呕恶，呕吐痰涎，脘腹痞满，纳少神疲，舌体胖大边有齿痕，苔白腻，脉弦或滑等。

5. 阴阳两虚证　头晕眼花，耳鸣，腰酸软无力，心悸气短，肢冷麻木，腹胀腹泻，阳痿早泄，舌质淡红无苔或少苔，脉结代尺弱。

6. 阴虚阳亢证　眩晕耳鸣，精神萎靡，失眠多梦，五心烦热，腰膝酸软，舌红少苔，脉弦细。

四　食疗原则

饮食宜清淡，少食多餐，应食用营养丰富、容易消化且具有补益作用的食物。高血压患者进行中医食疗时，要注意根据证型的不同，采取辨证施食。肝阳上亢证高血压患者，宜平肝潜阳、补益肝肾为主，肝肾阴虚证宜补益肝肾，气虚血瘀证宜益气活血化瘀，痰浊中阻证宜化痰祛湿、健脾和胃，阴阳两虚证宜育阴助阳，阴虚阳亢证宜育阴潜阳。

五　辨证施食

1. 肝阳上亢证

［临床表现］眩晕头痛，头胀耳鸣，易怒，口干口渴，心烦不寐，面红目赤，便秘尿赤，舌质红苔黄，脉弦有力或弦数有力。

［施食原则］平肝潜阳，泻热降火。

［食疗方］肝阳上亢证高血压辨证施食见表5-15。

表 5-15　肝阳上亢证高血压辨证施食

食疗方	原料	功效	制法	应用
山楂菊花饮	菊花8g，生山楂15g，石决明（捣碎）30g，乌龙茶3g	平肝降压，清热泻火	将石决明入锅中，加适量水煎20分钟后，加入菊花、山楂、乌龙茶煎取汁	每日3次，代茶饮
菊楂钩藤决明饮	杭白菊6g，钩藤6g，生山楂10g，决明子10g，冰糖适量	清热平肝	将钩藤、山楂煎汁，约500mL，冲泡菊花，调入冰糖，代茶饮	每日3次，代茶饮
菊花乌龙茶	菊花10g，乌龙茶3g	平肝降压，清热泻火	将菊花与乌龙茶共入杯中，用开水冲泡15分钟即可	每日3次，代茶饮
降压茶	罗布麻叶6g，生山楂15g，五味子5g，乌龙茶3g	平肝潜阳，泻热降火	将上述诸共入杯中，用开水冲泡15分钟即可	每日3次，代茶饮
银菊茶	金银花、菊花各10g，桑叶、乌龙茶各3g	清热泻火，平肝降压	将上述诸物共入杯中，用开水冲泡15分钟即可	每日3次，代茶饮
栀子茶	茶叶30g，栀子30g	平肝泻火	加水适量（800~1000mL），煎浓汁一碗（400~500mL）	每日1剂，分上、下午两次温服
芹菜汁蜂蜜方	芹菜、蜂蜜适量	平肝清热，泻火降压	把新鲜芹菜榨成汁，然后加入等量的蜂蜜，加热搅匀	日服3次，每次40mL
芹菜荸荠汁	芹菜汁、荸荠汁各20mL，蜂蜜10mL	平肝清热，降压	将芹菜汁、荸荠汁混合，加入蜂蜜调匀，加热即可	代茶饮，每日3次
海带绿豆汤	海带、绿豆各60g，调料少许	平肝潜阳，利尿降压	将海带洗净，切成片，与绿豆共入锅中，加适量水，煮至熟烂，加入调料调味即可	每日1次
海带冬瓜薏苡仁汤	海带30g，冬瓜100g，薏苡仁10g，调料少许	平肝潜阳，利尿降压	将冬瓜去皮，洗净，切成块。海带洗净，切成丝，入锅中，加适量水先煮20分钟后再放入冬瓜、薏苡仁，共煮成汤，用调料调味即可	吃物喝汤，每天1次
决明子粥	炒决明子10g，粳米50g，冰糖适量	平肝潜阳，清肝降火	将决明子入锅中，加适量水煎取汁。用药汁与粳米共煮粥，粥成加入冰糖调味即可	作餐食用，早、晚温服

续表

食疗方	原料	功效	制法	应用
天麻鱼头	天麻25g，川芎10g，茯苓10g，鲜鲤鱼1条（约重1500g），料酒45g，食盐15g，酱油25g，麻油25g，胡椒粉3g，白糖5g，味精1g，葱10g，生姜15g，湿淀粉50g，大米100g	平肝息风，活血止痛	将鲜鲤鱼处理好后，剖开，每半边剁为4块，每块上划3～5刀，分装于8个蒸碗内；将川芎、茯苓切成大片，放入第二次米泔水中，再加入天麻同泡，共浸泡4～6小时；捞出天麻置米饭上蒸软蒸透，趁热切成薄片待用；将天麻薄片、川芎和茯苓同分为8份，分别夹入各份鱼块中，加入料酒、生姜、葱，注入适量清汤，上笼蒸约30分钟；鱼蒸好后，拣去生姜、葱，翻扣碗中，再将原汤倒入铁勺内，放入调料，煮沸去浮沫，浇在各份鱼的面上即成	每周2～3次，佐餐食用

2. 痰浊中阻证

[临床表现]眩晕，头痛，头重如裹，倦怠，心烦欲呕，或胸闷时吐痰涎，少食多寐，舌胖质淡，苔白腻，脉滑或弦滑；或苔黄腻，脉弦滑而数。

[施食原则]化痰祛湿，健脾和胃。

[食疗方]痰浊中阻证高血压辨证施食见表5-16。

表5-16　痰浊中阻证高血压辨证施食

食疗方	原料	功效	制法	应用
瓜蒌薤白天麻粥	瓜蒌、薤白各15g，天麻10g，粳米100g，冰糖适量	理气化痰，平肝潜阳	瓜蒌、薤白、天麻共煎取汁，用药汁与粳米共煮成粥，再加入冰糖调味	作餐食用，早、晚温服
枳术荷叶饭	枳实10g，白术10g，粳米150g，荷叶1张	燥湿祛痰，健运脾胃	将枳实、白术加适量水，分煎3次，去药渣，以汁同粳米煮饭，待饭将熟时，将洗净的荷叶1张盖于饭上，继续煮至饭熟	每日早餐或晚餐服用
山楂荷叶薏米汤	山楂、荷叶、薏苡仁各50g	清热除湿	将3味加水适量煎后去渣，取汁待服用	每日1次
天麻白术汤	天麻20g，白术15g，生姜10g，大枣5枚	燥湿化痰，平肝息风	将上述诸物煎汤服用	日分3次饮用
橘皮竹茹汤	橘皮10g，竹茹50g，茯苓20g	理气降逆，益胃清热	将上述诸物煎汤服用	日分3次饮用

续表

食疗方	原料	功效	制法	应用
天麻橘皮茶	天麻10g，鲜橘皮20g	燥湿化痰，健脾和胃	将天麻、鲜橘皮洗净后，放入砂锅内，加适量清水，水煎约20分钟，过滤，取汁即可	代茶饮

3. 肝肾阴虚证

［临床表现］眩晕，头痛，耳鸣，眼花，手足心热，腰膝酸软，肢体麻木，舌红少津，脉弦细稍数尺弱。

［施食原则］补益肝肾。

［食疗方］肝肾阴虚证高血压辨证施食见表 5-17。

表 5-17 肝肾阴虚证高血压辨证施食

食疗方	原料	功效	制法	应用
杞子核桃汤	枸杞子30g，核桃仁15g，天麻15g	滋补肝肾，平抑肝阳	将3味用水洗净后，加水煎煮20～30分钟	每日1剂，分2次饮汤食核桃仁
黄精熟地脊骨汤	黄精50g，熟地黄30g，猪脊骨500g，盐少许	滋补肝肾，平肝潜阳	将猪脊骨洗净切块，与黄精、熟地黄一起加水炖2小时，入盐调味	每日1剂，分2～3次饮用
法治黑豆	山茱萸、茯苓、当归、桑椹、熟地黄、补骨脂、菟丝子、旱莲草、五味子、枸杞子、地骨皮、黑芝麻各10g，黑豆500g	补益肝肾	山茱萸、茯苓、当归、桑椹、熟地黄、补骨脂、菟丝子、旱莲草、五味子、枸杞子、地骨皮、黑芝麻分煎3次，去渣留汁，放入黑豆（温水泡胀），煎煮至药液干涸，再将黑豆炒干备用	每日3次，每次10g，嚼食
天麻菊花枸杞粉	天麻50g，菊花50g，枸杞子30g	平肝潜阳，滋补肝肾	将天麻、菊花、枸杞子共研末	每次服10g，日2次，开水送服
山药芝麻糊	山药15g，黑芝麻120g，粳米60g，鲜牛奶200g，冰糖120g，玫瑰酱6g	滋阴补肾，益脾润肠	将粳米洗净，清水浸泡约1小时，捞出沥干；山药洗净，切成小颗粒；黑芝麻洗净沥干，炒香；将山药、黑芝麻、粳米放入盆中，加入鲜牛奶和适量水调匀，磨碎，滤汁待用；锅中加入清水、冰糖，溶化，过滤后煮沸，将山药、黑芝麻、粳米汁液慢慢倒入锅内，不断搅动，加入玫瑰糖搅拌成糊状，熟后起锅即可	早、晚各服食一小碗

4. 气虚血瘀证

[临床表现] 胸闷气短，头晕心悸，肢麻失眠，乏力易汗，舌体胖大、色紫黯或有瘀斑、苔薄白、脉弦涩无力。

[施食原则] 益气，活血，化瘀。

[食疗方] 气虚血瘀证高血压辨证施食见表5-18。

表5-18　气虚血瘀证高血压辨证施食

食疗方	原料	功效	制法	应用
山楂蜜汁饮	山楂30g，丹参、何首乌各50g，蜂蜜适量	补中润燥、活血化瘀、安神除烦、降脂降压	将山楂、丹参、何首乌同入锅内，加适量水煎取汁，加入蜂蜜调味	每日1剂，代茶饮
双叶汤	山楂叶15g，罗布叶15g，蜂蜜适量	活血通络，健脾利湿，行气降压	水煎二味取汁，加蜂蜜调味	每天1剂，连服7到10天
归芪蒸鸡	鸡1只，黄芪、当归各30g，葱、盐、味精适量	益气补血，活血调经，降脂降压	鸡宰杀后去毛及内脏，将黄芪、当归塞入鸡腹内，加适量葱、盐、味精，隔水蒸至鸡肉熟烂即可	佐餐，食鸡肉饮汤，分次食完
参芪鲤鱼煲	鲤鱼1条，黄芪、党参各10g	健脾益气，强心活血，利水消肿，降低血压	将鲤鱼去鳞及内脏等，洗净。把黄芪、党参塞入鱼腹内，用小火煲熟	吃鱼喝汤
荷叶郁金粥	新荷叶1张，郁金15g，粳米100g，冰糖适量	理气活血，散瘀降压	将荷叶、郁金共煎汤去渣，再同粳米、冰糖共煮成粥	早、晚餐温热服用

5. 阴阳两虚证

[临床表现] 眩晕头痛，耳鸣心悸，动则气急，腰膝酸软，失眠多梦，舌淡或红，脉弦细。

[施食原则] 育阴助阳，补肾生津。

[食疗方] 阴阳两虚证高血压辨证施食见表5-19。

表5-19　阴阳两虚证高血压辨证施食

食疗方	原料	功效	制法	应用
昆布海藻黄豆汤	昆布、海藻各30g，黄豆150～200g，白糖少许	清热降压，软坚散结，滋阴和脾	将昆布、海藻两味用水洗净，与黄豆同放入锅内，加水适量，用小火炖汤，汤成加少许白糖调味	每天2次

续表

食疗方	原料	功效	制法	应用
银耳杜仲鸭肉汤	鸭肉250g，银耳30g，杜仲30g	滋补肝肾，利水消肿，降脂降压	鸭肉煮30分钟，入浸泡过的银耳、杜仲同煎	每天1次顿服，连用3～5天
海参白木耳汤	海参20g，白木耳、杜仲各30g，鸭肉250g，调料少许	滋补肝肾，利水消肿，降脂降压	将海参、白木耳、杜仲、鸭肉共入锅中，加适量水，煮至鸭肉熟烂，加入调料调味即可	佐餐食用
枸杞五味汤	枸杞子、五味子各250～500g	补肾固精，养心安神，降脂降压	将枸杞子、五味子研细，用开水冲服，代茶饮	每天服2次，每次3～5g，可连用7～10天
玉液汁	何首乌60g，大枣10枚，胡萝卜汁200mL，冰糖适量	补肝肾，益精血，降血压	将何首乌、大枣共入锅中，加适量水煎取浓汁，去渣后加入胡萝卜汁、冰糖	早、晚代茶饮
枸杞茶	五味子、桑寄生、枸杞子各250g	补肾固精，养心安神	将五味子、桑寄生、枸杞子研成细末备用	每次3g，用开水冲服，代茶饮
天麻黄精猪脑羹	猪脑1个，黄精、天麻各10g	益阴生阳，平肝降压	将猪脑、黄精、天麻同放入锅内，加水适量，以文火炖煮1小时成稠羹汤	每天1次
何首乌大枣粥	何首乌60g，粳米100g，大枣3～5枚，冰糖适量	补肝肾，益精血，降血压	何首乌加水煎浓汁，去渣后加粳米、大枣、冰糖，同煮为粥	早、晚食之

6. 阴虚阳亢证

[临床表现] 眩晕头痛，耳鸣健忘，心烦失眠，五心烦热，头重脚浮，腰膝酸软，便干尿赤，舌红苔薄白，脉弦细或弦细而数。

[施食原则] 育阴潜阳，平肝熄风。

[食疗方] 阴虚阳亢证高血压辨证施食见表5-20。

表5-20 阴虚阳亢证高血压辨证施食

食疗方	原料	功效	制法	应用
芹菜决明昆布汤	芹菜、决明子、昆布各适量	清肝明目，利水降压	洗净，入锅，加水浓煎	每天1次，可连用5～7天

续表

食疗方	原料	功效	制法	应用
芹菜苦瓜汤	芹菜500g，苦瓜60g	平肝育阴，降脂降压	将芹菜、苦瓜分别洗净，芹菜切成段，苦瓜切成片，共入锅中，加适量水，煎取汁	每天1次
双耳汤	白木耳、黑木耳各10g，冰糖5g	滋阴润肺、凉血止血、益气降压	黑、白木耳温水泡发，放入小碗内，加水和冰糖适量，然后置于蒸锅中蒸半小时	饮汤吃木耳
菊花炒肉片	鸡蛋1个，猪瘦肉200g，菊花瓣30g	补益养血，滋阴润燥，降低血压	鸡蛋取蛋清，猪瘦肉洗净、切片，用蛋清、盐、黄酒、味精、淀粉调匀，入油锅内炒熟，后下菊花瓣，翻炒片刻即可	佐餐，分次食完
桑椹粥	桑椹、粳米各50g，天麻10g，黑芝麻60g（捣碎），冰糖适量	滋补肝肾，益精养血，降压降脂	将桑椹与天麻共入砂锅中，加适量水煎取汁，再加入黑芝麻、粳米煮成稠粥，加入冰糖调味即可	作餐服食

知识拓展

低血压患者应如何选择合适的食疗方？

六 健康饮食指导

高血压患者主要采用低钠、低脂、低胆固醇、高维生素、适量蛋白质和热量饮食，食疗原则如下。

1. 减少食盐的摄入　高血压患者饮食以清淡为宜，吃盐过多，会使血管硬化和血压升高，每人每日摄入的食盐总量不超过 3g，烹饪时尽量选用无盐酱油，或菜肴烹调好后再放盐的方法来达到调味的目的。对含钠较高的食物，应尽量少吃或不吃，如咸菜、腐乳、腌制品、咸蛋、虾米、皮蛋等。对兼有心脏疾病或肾脏疾病引发水肿的患者，尤其要采取低钠饮食，以减少体内水钠潴留，有助于降低血压。

2. 限制总热量的摄入，保持标准体重　饮食安排应少量多餐、适时定量，不饥不饱，不暴饮暴食。肥胖患者更要注意摄入量，除了运动减肥外，可多食用低热量、含高纤维素的食物，如芹菜、青菜、白菜、笋、冬瓜、豆芽、洋葱、番茄、西葫芦等蔬菜，橘子、苹果、梨、猕猴桃等水果以及鱼、牛奶、瘦肉、鸡蛋、豆类及豆制品等，利于降脂减肥，体重每周减轻 1 ～ 1.5kg 为宜。

3. 减少脂肪的摄入　高血压患者应减少脂肪的摄入，尤其是要限制动物脂肪的摄入，胆固醇限制在每日 300mg 以下。烹调时多选用含有多元不饱和脂肪酸的植物油，如豆油、菜油、椰子油等，最好选用橄榄油和花生油，可增加血管弹性。尽量少食蛋黄、动物内脏、肥肉等胆固醇含量高的食物。

4. 少吃甜食　甜食含糖量高，可在体内转化成脂肪，容易促进动脉硬化，如面、米、糕点等。主食要粗细搭配，如玉米、小米、豆类、荞麦、薯类等。最好不吃或少吃油条、油饼、炸糕、奶油蛋糕、奶类雪糕、巧克力等。

5. 适量摄入优质蛋白质　适量进食优质蛋白质对高血压及脑卒中有防治作用，在一定程度上可降低高血压的发生率。但当患者高血压合并慢性肾功能不全时，应严格限制蛋白质的摄入量。其他患者每日蛋白质的摄入量以每千克体重 1g 为宜。

6. 补充足量维生素 C　大量的维生素 C 可使胆固醇氧化为胆酸排出体外，从而改善心脏功能和血液循环。一般来说，新鲜蔬菜和瓜果中都富含维生素 C。

7. 补充钙、钾等元素　钾离子可促进新陈代谢和钠离子排出，扩张血管，降低血压；补钙可以增加排钠，从而可减轻水钠潴留。高血压患者在限钠的同时，应注意补钾，因为有些利尿药可使体内的钾大量从尿中排出，故应补充钾制剂或食用富含钾的食物，如芹菜、豌豆苗、龙须菜、莴笋等。但当患者高血压并发肾功能不全时，则不宜吃含钾多的食物，否则会因少尿而引起体内钾积蓄过多，导致心律失常甚至心搏骤停。钙对高血压亦有一定疗效，含钙高的食物主要有牛奶、黄豆、葵花子、核桃仁等。此外，镁盐通过舒张血管也可以达到降压的目的。

8. 适当喝茶　茶叶有利尿作用，对治疗高血压有益。《养生随笔》中载："饭后饮茶，可解肥浓。"高血压患者宜喝清淡绿茶，但尽量避免饮红茶，因为红茶中含咖啡因较多。不可饮用浓茶，如茶太浓，其中咖啡因过量会引起兴奋、失眠、不安、心悸等。忌用茶水送服降压药，因为茶中的鞣酸易与药物结合沉淀，从而降低疗效。

9. 禁烟禁酒　烟、酒类物质对血管硬化患者不利，常导致脑出血，烟中的尼古丁能刺激心脏、收缩血管，从而使血压上升，并加速动脉粥样硬化。

任务四　高脂血症

任务资讯

⚊ 概念

高脂血症是指血液中一种或多种脂质成分异常升高，超过正常标准，是人体脂质代谢紊乱的临床表现，属中医学"痰湿""痰瘀""湿浊"等范畴，是中老年人的常见多发病，具有发病率较高、病程长、并发症多的特点。

高脂血症的发生发展与饮食有着密切的关系，膳食疗法是防治高脂血症的基础，有着重要的意义。研究表明，运用正确的膳食疗法，一般的高脂血症是可以控制并使病情得到大大延缓的。

⚋ 病因病机

1. 中医学认为，高脂血症有多种致病因素，如饮食失调、劳倦内伤、情志失调、年迈体弱等均可影响脏腑的正常生理功能，使脾失健运，肺失宣肃，肝失疏泄，肾失气化，三焦失利，导致水谷精微敷布及气血运行失常，产生痰浊、瘀血而发为高脂血症，主要表现为眩晕、胸闷、气短、乏力、形体肥胖、苔腻等症状。

2. 病位在脾、肾、肝。

☰ 辨证要点

1. 痰湿内阻证　患者形体肥胖，头晕，肢体沉重，倦怠乏力，呕恶痰涎，胸脘痞满，纳呆便溏，舌淡，边有齿痕，苔白腻，脉滑。

2. 脾肾阳虚证　患者头晕，腰酸膝软，阳痿滑精，形寒怕冷，手足欠温，腹胀纳呆，肠鸣便溏，舌淡胖，有齿印，苔中根白腻，脉沉细而迟。

3. 肝肾阴虚证　患者眩晕耳鸣，消瘦口干，腰膝酸软，肢体麻木，舌红少苔或无苔，脉细弱。

4. 肝郁脾虚证 患者急躁易怒，时作胸胁或乳房胀痛，纳呆脘痞，腹胀肠鸣。舌淡，苔薄白，脉弦细。

5. 瘀血阻滞证 患者胸部憋闷，或心前区疼痛，舌质紫暗或有瘀斑，苔白腻，脉涩滑。

（四）食疗原则

理脾化痰、活血降脂是高脂血症的基本食疗原则，应贯穿于本病治疗过程的始终。中医学认为血脂升高是由膏脂摄入生成过多，转化利用不及，排泄障碍所致，根本原因在于脏腑功能失调，饮食不归正化，津液输化失常，从而引发本证。因此饮食要合理，膳食宜清淡，食量应控制，防止肥胖，忌暴饮暴食。

（五）辨证施食

1. 痰湿内阻证

［临床表现］头晕头痛，胸脘痞满，甚者恶呕痰涎，身沉肢重，乏力倦怠，舌淡有齿印，苔白，脉滑。

［施食原则］健脾化痰，祛湿降脂。

［食疗方］痰湿内阻证高脂血症辨证施食见表5–21。

表 5-21　痰湿内阻证高脂血症辨证施食

食疗方	原料	功效	制法	应用
薏苡仁楂荷饮	荷叶60g，生山楂15g，生薏苡仁10g	消食导滞，健脾化湿	将新鲜荷叶、生山楂、生薏苡仁洗净，晒干，研成细末，混匀；将所有药末放入杯中，冲入沸水，加盖，泡30分钟后即可饮用	每日1剂，代茶频饮
大蒜粥	大蒜30g，粳米100g	健脾化痰，降血脂	大蒜去皮，放在沸水中煮1分钟，捞出；再将粳米入大蒜水中煮粥。粥成后与大蒜共食	每日1剂
玉米降脂粥	荷叶一大张，粳米100g，玉米粉适量	调中养胃降脂	先将荷叶洗净剪碎，加水煎煮15分钟，取汁500mL，和淘净的粳米一同入锅加水煮成粥，再加入玉米粉（先加适量水调和）同煮熟，调味即食用	每日1剂
橘皮粥	橘皮15g，柿蒂5个，薏苡仁30g，粳米100g	行气祛痰，和胃止呕，降脂	先煎橘皮、柿蒂取汁，与薏苡仁、粳米共煮粥	每日或隔日1剂服食，连服5剂为1个疗程

续表

食疗方	原料	功效	制法	应用
茯苓粥	茯苓15g，柿蒂6个，生姜3～5枚，大米50～100g	利水渗湿，祛痰降脂	先将茯苓炒后研末，与柿蒂、大米加水同煮粥，沸后入生姜	每日1剂
竹沥降脂粥	鲜竹沥水50mL，生姜汁5滴，粳米50g	清热豁痰，降脂	将粳米淘净后入锅，加水煮粥。粥成后加入竹沥水、生姜汁调匀即可	每日1次
米醋萝卜菜	鲜萝卜250g，米醋适量，花椒、食盐少许	理气开胃，降脂	将鲜萝卜洗净，切成薄片，入盘中，加入花椒、食盐及米醋浸泡4小时	佐餐食用

2. 脾肾阳虚证

［临床表现］头晕，腰酸膝软，阳痿滑精，形寒怕冷，手足欠温，腹胀纳呆，肠鸣便溏，舌淡胖，有齿印，苔中根白腻，脉沉细而迟。

［施食原则］健脾补肾。

［食疗方］脾肾阳虚证高脂血症辨证施食见表5-22。

表5-22　脾肾阳虚证高脂血症辨证施食

食疗方	原料	功效	制法	应用
山楂苍术煎	山楂5枚，苍术、白术各15g，陈皮6g	燥湿健脾，养胃理气降脂	诸药洗净入锅，加水适量煎煮	代茶饮，每日1剂
参苓粥	人参5g，白茯苓15g，粳米100g	益气健脾，利水降脂	人参、茯苓为末；大米淘净入锅加水煮粥，粥成入人参、茯苓末	每日1次，当粥饮食
甜豆浆粥	鲜豆浆适量，粳米100g，冰糖少许	健脾养胃，润肺补虚	鲜豆浆与粳米共煮粥，冰糖调味	日常服，不拘量
苁蓉干姜粥	肉苁蓉、干姜各10g，大米100g	补肾阳，益精血	将肉苁蓉、干姜一同放入锅中，加适量水煎取汁。用该汁与大米煮粥	每日1次
人参茯苓粥	人参5g，茯苓15g，粳米100g	益气、健脾、降脂	将人参、茯苓研成细末。把粳米淘净入锅，加水煮粥，粥成后加人参、茯苓末再煮一二沸即可	每日1次
肉桂粥	肉桂末1g，粳米60g	补火助阳	将粳米入锅中，加适量水煮粥，粥成后加入肉桂末，搅匀即可	每日1次
山药粥	鲜山药、大米各100g	益气养阴，补益脾肾	将山药去皮，洗净，切成片，与大米共入锅中，加适量水煮成稀粥	每日1次

续表

食疗方	原料	功效	制法	应用
鲫鱼汤	鲫鱼1条，赤小豆60g，紫皮蒜1头，葱白1段，姜片、黄酒、食盐各少许	健脾补肾，化湿降脂	将鲫鱼去鳞、鳃及内脏，洗净，与赤小豆、紫皮蒜及葱白、姜、黄酒一起入锅中，加适量水，用小火炖熟，加入食盐调味即可	吃鱼喝汤

3. 肝肾阴虚证

[临床表现] 头晕耳鸣，目涩头昏，口干咽燥，咽中黏痰咳吐不爽，心烦易怒，腰膝酸软，肢倦乏力，午后颧红，舌红少津，脉细弦数。

[施食原则] 滋补肝肾。

[食疗方] 肝肾阴虚证高脂血症辨证施食见表5-23。

表5-23　肝肾阴虚证高脂血症辨证施食

食疗方	原料	功效	制法	应用
何首乌大枣粥	何首乌30g，大枣5枚，粳米100g	补肝肾，益精血	将何首乌加水煎取浓汁，去渣，再与粳米、大枣同入砂锅内煮粥	每日1次
二菜粥	淡菜80g，荠菜20g，素油、盐、胡椒粉适量	补肝肾，益精血，和脾降脂	淡菜洗净后用沸水泡发，荠菜洗净切段；起锅用素油炒荠菜，加入盐、清水、淡菜共煮约10分钟，撒上盐、胡椒粉即可	每日煮汤喝，15日为1个疗程
黄精炖猪瘦肉	黄精30～60g，猪瘦肉100～150g	滋肾补脾，益气降脂	猪瘦肉洗净、切片，与黄精共入盅，加盖隔水炖	作菜肴常服
冬虫夏草煲老鸭	老鸭1只，冬虫夏草10～15g	补肾壮阳，补肺降脂	老鸭去毛，剖开去内脏；冬虫夏草纳入鸭腹内，入锅加水共煲	饮汤，食肉
桑寄生茶	桑寄生100g	补肾壮阳，降脂	洗净入锅加水煎煮	代茶饮

4. 肝郁脾虚证

[临床表现] 急躁易怒，胸胁或乳房胀痛时作，纳呆脘痞，腹胀肠鸣，舌淡，苔薄白，脉弦细。

[施食原则] 疏肝实脾。

[食疗方] 肝郁脾虚证高脂血症辨证施食见表5-24。

表 5-24　肝郁脾虚证高脂血症辨证施食

食疗方	原料	功效	制法	应用
醋花生	浙醋250g，花生200g	疏肝实脾	将花生泡于浙醋中，5日后即成	每日服花生5~7粒
拌西红柿	番茄300g，白糖50g	健胃平肝，清热解毒，降脂	将番茄放沸水中烫一烫，投入凉水中晾凉去皮，切厚片，装入盘中，撒上白糖或免糖食之	作菜肴常服
梅花粥	白梅花3~5g，粳米50~100g	补肝解郁，降脂	粳米淘净入锅加水煮粥，粥将成时入白梅花同煮片刻	每日1次，当粥食用
菊苗粥	甘菊苗20g，粳米100g	清热疏肝，调中降脂	甘菊苗洗净，粳米淘净入锅加水同煮粥	每日1剂，常服
决明子粥	炒决明子10~15g，杭白菊10g，粳米50g	清肝明目，消脂通便	决明子炒至微黄待冷，与杭白菊共煎汁，再用药汁与粳米共煮粥	每日服食1次，5~7次为1个疗程

5. 瘀血阻滞证

[临床表现] 血脂增高，形体肥胖，胸闷胸痛，痛有定处，舌紫暗有瘀斑，脉弦涩。

[施食原则] 活血化瘀，化浊降脂。

[食疗方] 瘀血阻滞证高脂血症辨证施食见表5-25。

表 5-25　瘀血阻滞证高脂血症辨证施食

食疗方	原料	功效	制法	应用
降脂饮	枸杞子10g，何首乌15g，决明子15g，山楂15g，丹参20g	活血祛瘀，化浊降脂	将上述药材文火水煎，取汁约400mL即可	代茶频饮
银杏降脂茶	银杏叶5g	敛汗平喘，活血降脂	将银杏叶放入杯中，用开水冲泡	代茶饮
消脂减肥茶	何首乌30g，决明子、山楂各15g，冬瓜皮20g，乌龙茶3g	降脂活血	将何首乌、决明子、山楂、冬瓜皮共入锅中，加适量水煎取汁，以其汁冲泡乌龙茶	代茶饮
丹参灵芝茶	丹参20g，灵芝15g，甘草5g	补脾益气，活血降脂	将上述诸物分别洗净后共入锅中，加适量水煎取汁	代茶饮
山楂粥	鲜山楂60g，粳米100g	活血散瘀，行气健胃	将山楂加水煎取浓汁，去渣，加入粳米及适量水煮成粥	当点心热食，10日为一疗程
木耳豆腐	豆腐200g，木耳25g，食油、调料各适量	活血降脂	将木耳水发后洗净。豆腐切成块。把木耳和豆腐按常法炒熟即可	佐餐食用

什么是高密度脂蛋白胆固醇和低密度脂蛋白胆固醇？

六 健康饮食指导

1. 控制总热量，保持理想体重 减少动物油、禽类肥肉、油炸食物等动物脂肪的摄入量，增加运动，促进脂质分解，使能量消耗，血脂下降，达到理想体重。多食用富含植物固醇的食物和优质蛋白，如植物油、豆类、稻谷、玉米及鱼类、瘦肉、牛奶、大豆制品等。控制糖类的摄入量，饥饱适度，忌暴饮暴食，每餐以八成饱为宜。

2. 适当增加膳食纤维的摄入量 如玉米、麦麸、菌类、莴苣、花菜、芹菜、苹果等，因粗纤维中的木质素有降低胆固醇生成的作用。

3. 多食用维生素 C、E、B_6 含量高的食物 如番茄、胡萝卜、苹果、樱桃、香蕉、梨、核桃仁等，它们可以降低甘油三酯，促进胆固醇的排出。

4. 限制胆固醇的摄入量 胆固醇的摄入量每日不超过 200mg。忌食高胆固醇食物，如动物内脏、蛋黄、鱼子，特别是动物肝脏及脂质丰富的鱼肉类等。多吃一些能降低胆固醇的食物，如洋葱、香菇、茄子、大蒜、海带、紫菜、黑木耳等。

5. 不宜长期吃素 多采用蒸、炖、煮、熬的烹调方法，低盐饮食。

6. 适量饮淡茶，绿茶为宜 茶叶中含有的儿茶酸具有增强血管柔韧性、弹性和渗透性的作用，能预防血管硬化。但茶不宜过多、过浓，否则过高的咖啡因含量会刺激心脏，使心率加快，引起兴奋不安和失眠。

7. 戒酒 酒精对血管的舒缩功能有不良影响，不利于高脂血症的治疗与恢复，尤其是伴有动脉粥样硬化的患者更应禁酒。

25

任务五　抑郁症

任务资讯

一　概念

抑郁症是一种常见的精神疾病，患者主要表现为情绪低落，缺乏兴趣，思想悲观，思维迟缓，缺乏主动性，自责自罪，饮食、睡眠差，感到全身多处不适等，严重者会出现自杀倾向和行为。可伴胸胁胀满疼痛，易怒易哭，或咽中如有物等症。属中医学中"郁证"范畴，并散在分布于"癫证""百合病""脏躁""不寐""健忘"等病证。

二　病因病机

1. 中医学认为，抑郁症是因情志不舒、气郁不畅、思虑过多，因而郁久化火，暗耗心肺之阴，病及百脉而成。

2. 抑郁症的病位在肝，涉及脾、心、肺、肾等。

三　辨证要点

1. 肝气郁结证　此类抑郁症患者多为精神抑郁，情绪不宁，寡欢少言，委屈欲哭，善太息，喜静恶声，悲观厌世，难以入睡或早醒，伴有胸部满闷，胁肋胀痛，痛无定处，脘闷嗳气，不思饮食，腹胀腹满，大便不调，舌质淡红，苔薄白或薄腻，脉弦。

2. 气郁化火证　此类抑郁症患者多性情急躁易怒，胸胁胀满，口苦而干，或头痛，目赤，耳鸣，或嘈杂吞酸，大便秘结，舌质红，苔黄，脉弦数。

3. 气滞血瘀证　此类抑郁症患者多精神抑郁，情绪消沉，性情烦躁不安，坐卧不宁，思维迟钝，动作迟缓，失眠，夜不能寐或多梦，健忘，伴有面色晦暗，胸胁满闷，或胀痛，或刺痛，痛有定处，头晕目眩，或身体时有冷感或发热感，舌质黯，或有紫气，或有瘀点瘀斑，或舌下脉络青紫，苔白或白腻，脉沉弦或细涩。

4. 痰气郁结证　此类抑郁症患者多精神抑郁，表情淡漠，郁郁寡欢，沉默痴呆，语出无序，精神恍惚，反应迟钝，寡语少动，伴有头晕目眩，头重如裹，胸部闷塞，胁肋胀满，咽中如有物梗阻，吞之不下，吐之不出，或咳痰质黏，嗳气呕恶，口腻纳呆，不思饮食，舌质淡，或有齿痕，苔白或白腻，脉弦滑。

5. 心脾两虚证　此类抑郁症患者多精神抑郁，意志消沉，兴趣缺乏，多思忧虑，忧心忡忡，神思恍惚，喜欢独处，伴有面色淡白或萎黄不华，神疲困倦乏力，头晕目眩，纳呆消瘦，心悸胆怯，失眠，健忘，腹胀腹满，便溏，舌质淡嫩，苔薄白，脉弦细、细弱或沉细无力。

6. 阴虚内热型　此类抑郁症患者多口干、咽干、厌食、呆坐，问答不理，欲卧不能，欲行不能，自觉寒热交作，舌质红，尤其舌尖，脉细数。

四 食疗原则

抑郁症的治疗原则是理气开郁、调畅气机、怡情易性。实证，首当理气开郁，并应根据是否兼有血瘀、化火、痰结、湿滞、食积等而分别施予活血、降火、化痰、祛湿、消食等法。虚证则应根据损及脏腑及气血阴精亏虚的不同而补之，或养心安神，或补益心脾，或滋养肝肾。对于虚实夹杂者，又当兼顾。

平时应注意控制情绪，调节情志。饮食不当会使病情加重或影响病程，避免辛辣刺激性食物，比如火锅、烟酒、油炸食品等。临证注意配伍行气之品，如佛手、橙子、柑皮等。

五 辨证施食

1. 肝气郁结证

[临床表现] 精神抑郁，情绪不宁，胸闷胁痛，纳呆嗳气，大便不调，苔薄腻，脉弦。

[施食原则] 疏肝解郁，理气畅中。

[食疗方] 肝气郁结证抑郁症辨证施食见表5-26。

表5-26　肝气郁结证抑郁症辨证施食

食疗方	原料	功效	制法	应用
玫瑰参茶	玫瑰花5g，西洋参5g，薄荷5g，冰糖适量	疏肝解郁，理气畅中，行气散郁	前3味用过滤袋装好，放入茶杯内，开水浸泡5~10分钟即可饮用	不拘时服
玫瑰茉莉饮	玫瑰花、茉莉花各6g	疏肝解郁	将玫瑰花、茉莉花共入杯中，用沸水冲泡	代茶频饮
佛手核桃饮	核桃仁5个，佛手6g，白糖适量	疏肝解郁，养血安神	将佛手洗净，切成片，与核桃仁共入锅中，加适量水煎煮，用白糖调味	喝汤吃核桃仁

续表

食疗方	原料	功效	制法	应用
合欢花粥	合欢花15g，粳米50g，百合30g	健脾和胃，生津除烦	将合欢花、粳米、百合共入锅中，加适量水煮粥	作餐食用
柴郁莲子粥	柴胡10g，郁金10g，莲子（去心）15g，粳米100g，白糖适量	疏肝解郁，活血行气	将柴胡、郁金加适量清水煎煮，去渣，加入莲子、粳米煮粥，等粥熟时，加入白糖调味即成	作餐食用
金针菜酸枣仁汤	金针菜20g，酸枣仁20g，远志10g	疏肝解郁，宁心安神	将上述诸物共入锅中，加适量水煮汤	睡前服

2. 气郁化火证

[临床表现] 胸胁胀痛，烦躁易怒，口苦且干，头痛目赤，便秘溲赤，舌红苔黄，脉弦数。

[施食原则] 疏肝解郁，清肝泻火。

[食疗方] 气郁化火证抑郁症辨证施食见表5-27。

表5-27　气郁化火证抑郁症辨证施食

食疗方	原料	功效	制法	应用
安神茶	龙齿30g，石菖蒲10g	潜阳安神，化痰开窍	将龙齿先煎约20分钟，入石菖蒲再煎15分钟，取汁	代茶饮
菊花龙井茶	菊花10g，龙井茶3g	清肝泻火，疏肝解郁	菊花、龙井茶一起放入茶盅内，沸水冲泡，焖10分钟即可	代茶频饮
佛手菊花饮	佛手10g，菊花10g，白糖适量	疏肝清热	佛手、菊花水煎，去渣取汁，加入白糖适量饮用	代茶饮
菊花粥	菊花10g，粳米100g	清肝火，解抑郁	将菊花煎取汁，再用该汁与粳米同煮成粥	作餐食用
龙牡决明粥	煅石决明、煅龙骨、煅牡蛎各30g，糯米100g，红糖适量	平肝潜阳，宁心安神	将煅石决明、煅龙骨、煅牡蛎共入锅中，加适量水，用急火煎30分钟，去渣取汁。把该汁与糯米共入锅中，加适量水，煮成粥，加入红糖调味	早、晚服食
菊苗粥	甘菊新鲜嫩芽30g，粳米30g，冰糖适量	清目宁心	将粳米淘洗干净，将甘菊新鲜嫩芽洗净切细，与粳米、冰糖适量同煮成粥	早晚服食

3. 气滞血瘀证

[临床表现] 抑郁烦躁，胸胁疼痛，失眠健忘，头痛，舌紫暗或有瘀点、瘀斑，脉弦或涩。

[施食原则] 活血化瘀，理气解郁。

[食疗方] 气滞血瘀证抑郁症辨证施食见表 5-28。

表 5-28　气滞血瘀证抑郁症辨证施食

食疗方	原料	功效	制法	应用
牡丹玫瑰饮	牡丹花、玫瑰花各5g	活血解郁	将牡丹花、玫瑰花共入杯中，用沸水冲泡	代茶饮
丹参佛手汤	核桃仁5个，佛手片6g，白糖50g，丹参15g	疏肝解郁，除烦安神	将丹参、佛手煎汤，白糖、核桃仁捣烂成泥，加入丹参佛手汤中，用小火煎煮10分钟即可食用	每日两次
川芎茶	川芎、茶叶各5g	活血行气，清利头目	将川芎、茶叶共入锅中，加适量水煎取汁	代茶饮
玫瑰膏	玫瑰花300朵，红糖500g	疏肝解郁，活血行气止痛	将玫瑰花去净心、蒂，以花瓣放入砂锅内煎取浓汁，过滤去渣，文火浓缩后，加入红糖，再炼为稠膏	早、晚各用开水15mL冲服
红花炖羊心	红花3g，羊心1个，调料适量	活血祛瘀，解郁养心	将羊心洗净，切成片，与红花共入炖盅中，隔水炖熟，加入调料调味即可	喝汤吃羊心，每日1次

4. 痰气郁结证

[临床表现] 精神抑郁，胸胁痞满，咽中异物感，舌淡苔白腻，脉弦滑。

[施食原则] 行气开郁，化痰散结。

[食疗方] 痰气郁结证抑郁症辨证施食见表 5-29。

表 5-29　痰气郁结证抑郁症辨证施食

食疗方	原料	功效	制法	应用
陈皮饮	陈皮10g	理气健脾，燥湿化痰	将陈皮入杯中，用沸水冲泡	代茶频饮
荔枝香附桔梗饮	荔枝核30g，香附30g，桔梗30g	疏肝理气，化痰	将荔枝核、香附、桔梗研成细末，混合后装入瓷瓶密封保存，每次以黄酒适量送服	每日3次
梅橘汤	梅花6g，橘饼2个	疏肝行气，理脾和胃，化痰利咽	梅花、橘饼煮汤	候温即食

续表

食疗方	原料	功效	制法	应用
橘朴茶	橘络3g，厚朴3g，党参6g，红茶3g	理气温中，健脾燥湿化痰	橘络3g，厚朴3g，党参6g，红茶3g，共制粗末，放入茶杯中用沸水冲泡5～10分钟	不拘时服
梅花粥	梅花6g，粳米100g	疏肝行气，健脾和胃，化痰利咽	先将粳米煮粥，待粥将熟时，加入梅花同煮二三沸即可	作餐食用

5. 心脾两虚证

[临床表现] 多思善疑，多梦易醒，头晕目眩，心悸健忘，纳差神疲，面色不华，舌淡苔薄白，脉细弱。

[施食原则] 健脾养心，解郁安神。

[食疗方] 心脾两虚证抑郁症辨证施食见表 5–30。

表 5-30　心脾两虚证抑郁症辨证施食

食疗方	原料	功效	制法	应用
党参猪脑汤	党参、枣仁各15g，猪脑1个	益气健脾，养心安神	将猪脑洗净，与党参、枣仁共入砂锅内，加适量水煮至熟烂	佐餐食用
甘麦大枣汤	小麦100g，大红枣10枚，甘草10g，蜂蜜适量	养心宁神，和中缓急	将大枣10枚去核待用，将蜂蜜置锅中炼成中蜜，改用文火加生甘草片拌炒均匀，3～5分钟出锅，置烘箱60℃烘至不粘手时取出，放凉；水煮炙甘草，取汁；用炙甘草汁煮小麦、大枣，先用旺火，沸后用小火煨至小麦烂熟即可	每日1剂，早、晚空腹各服1碗
龙眼酸枣仁饮	龙眼肉10g，炒枣仁10g，白糖适量	补心养血，安神	炒枣仁捣碎，用纱布包，煎煮半小时后取出，加入龙眼肉再煎煮半小时，加入白糖	不拘时服，吃龙眼肉
莲子瘦肉汤	猪瘦肉250g，莲子、百合各30g，调料适量	益气健脾，养心安神	将猪瘦肉洗净，切成块，与莲子、百合共入砂锅内，加适量水煮熟，用调料调味即可	佐餐服食
龙眼莲子粥	龙眼肉20g，莲子30g，粳米100g	健脾补心，养血安神	将上述诸物一起入锅中，加适量水，用小火煮成粥	睡前2小时服食
山莲葡萄粥	生山药50g，莲子肉50g，葡萄干50g，白糖适量	补益心脾	将前3味洗净，熬成粥状，加糖食用	每日早晚温热服食

续表

食疗方	原料	功效	制法	应用
枣仁粥	枣仁30g，粳米200g	益气健脾，补肝安神	将枣仁加适量水煎取汁。用该汁与粳米煮成粥即可	早、晚服食
参茯粥	人参3～5g（或党参15～20g），茯神15～20g，生姜3g，粳米60g	健脾养心，益气补血	将人参、生姜切成薄片，茯神捣碎，浸泡半小时后煎煮30分钟，取汁后加入粳米同煮成粥	佐餐服食
大枣炖羊心	羊心1个，大枣15枚，生姜2片，食盐少许	益气健脾，养心安神	将羊心洗净，切成片，与大枣、生姜同入锅中，加适量水炖熟，加食盐调味	喝汤，吃羊心及大枣

6. 阴虚内热证

[临床表现] 口干、咽干、厌食、呆坐，问答不理，欲卧不能，欲行不能，自觉寒热交作，舌质红，尤其舌尖，脉细数。

[施食原则] 滋阴清热，养心安神。

[食疗方] 阴虚内热证抑郁症辨证施食见表5-31。

表5-31　阴虚内热证抑郁症辨证施食

食疗方	原料	功效	制法	应用
枸杞莲子汤	枸杞子25g，莲子（去心）200g，白糖适量	补益肝肾，养心安神	将枸杞子、莲子共入锅中，加清水煮熟，加入白糖调味	每日分2次食用
百合粥	百合60g，粳米250g，白糖适量	养阴清热，宁心安神	将百合、粳米同入锅中煮粥，粥成时加入白糖调味即可	作餐食用，每日2次
百合知母鸡肉羹	百合50g，知母10g，鸡胸脯肉60g，淀粉、盐、味精各适量	养阴安神，清肺润燥	将鸡胸脯肉切成薄片，拍烂成泥；将百合、知母煎汁，取浓汁，浇在鸡胸脯肉上；把浇汁的鸡肉放在油锅中略煸，加入盐、味精、淀粉、水调成的芡汁，略煮呈糊状，出锅	佐餐食用
猪肉炖山药	猪瘦肉100g，山药20g，枸杞子15g，调料少许	补气养阴，提神解郁	将猪肉洗净，切成块，与山药、枸杞共入锅中，加适量水同煮至肉熟，用调料调味即可	佐餐食用
玉竹猪心	玉竹30g，猪心1个，调料少许	养阴清热，宁心安神	将猪心洗净，切成片；玉竹煎取汁；用玉竹汁与猪心共煮至熟，加调料即可	佐餐食用

知识拓展

抑郁症和抑郁情绪的区别是什么？

_____

_____

_____

_____

_____

六　健康饮食指导

1. 适当进食含多糖的食物　现代研究发现，糖类可提高机体内血清素，从而起到舒缓压力、改善情绪的作用。单糖吸收快、排泄快；多糖消化慢，提高血清素的过程较平顺。因此，抑郁症患者以多糖饮食较佳，如小麦、大麦、燕麦、全谷米、青菜、胡萝卜、黄瓜、冬瓜、香菇、番茄、大蒜、甜瓜、菠萝、香蕉和火龙果等。但如若患者合并糖尿病，则要根据病情调整进食。

2. 适当进食富含色氨酸的食物　奶制品、香蕉、火鸡肉等富含色氨酸，现代研究发现，色氨酸可形成血清素和褪黑素，有利于抑郁症患者疾病的治疗。

3. 注意维持正常的胆固醇摄取量　胆固醇过量易导致心血管疾病及脑卒中；胆固醇过度低下则会诱发抑郁症、慢性疲劳综合征和精神异常等，所以要注意维持正常的胆固醇摄取量，可适当进食鱼油、蔬菜油等。

4. 多喝水　水是身体运作的基本环境，多喝水能促进代谢废物的排出。

5. 多补充维生素和微量元素　现代研究发现，抑郁症患者体内维生素 B_1、维生素 B_2、维生素 B_6、肌醇、叶酸的含量与正常人相比均偏低。此外，钙、镁、铬、硒、铁、锌等矿物质的缺乏，砷、铝、铋、汞等不必要的物质过多均会诱发抑郁症。因此，抑郁症患者要平衡摄取维生素和微量元素。

6. 放松心情，保持心情舒畅　避免情绪激动及紧张。可食用疏肝理气、帮助消化的食物，如陈皮、橘子、山楂片等。

7. 宜选用宁心安神、有促眠作用的食物　如小麦、龙眼、大枣、核桃仁、牛奶、莲子等。

06 任务六　慢性胃炎

任务资讯

一　概念

慢性胃炎是一种以胃黏膜炎症为主要病理变化的慢性疾病，最常见的是慢性浅表性胃炎和慢性萎缩性胃炎。临床症状以胃痛或上腹部不适及胀闷为主，常伴有食欲不振、恶心、嗳气、呕吐等，病程缓慢，并长期反复发作，逐渐加重。属中医学"胃脘痛""痞满""吞酸""嘈杂""纳呆"等病范畴。

慢性胃炎发病率较高，并以浅表性胃炎最为常见，若不进行积极治疗，部分患者可长期反复发作，极少数患者可演变为胃癌。对于慢性胃炎患者来说，采用"三分治七分养"的原则，除了生活规律之外，合理饮食对疾病的治疗同样有着非常重要的作用。

二　病因病机

（一）病因

1. 外感寒邪，脘腹受凉，或过服寒凉，致寒客于胃，胃络收引；饮食不节，损伤脾胃，使升降失调；情志不遂，肝失疏泄，使肝胃不和；胆腑受病，通降失常，胆气不降，逆行入胃，致气机不利。由于气机郁滞，胃失和降，因而引发胃痛。若肝郁生热，邪热犯胃，致肝胃郁热，则热灼胃络而痛。若气滞日久，血行瘀滞，又可致胃络受阻而痛。此皆为实痛。

2. 素体亏虚，或劳倦、饮食及寒凉药物所伤，或久病脾胃受损，或肾阳不足而失温煦，均可导致脾胃虚弱，中焦虚寒，胃失温养而痛；热灼胃阴，或香燥之品耗伤胃阴，则胃失濡养而痛。此皆为虚痛。

3. 气不摄血，或热迫血行，或瘀阻血行，血不循经而溢，可见吐血、便血；久延不愈，气血化源不足，可渐成虚劳。此皆为变证。

本病早期多为邪实，后期常见正虚。在疾病发展过程中，由实转虚、因虚致实等虚实错杂的现象并不少见。

（二）病机

慢性胃炎的基本病机是胃气失和，气机不利，胃失濡养。

病位主要在胃，涉及肝、脾、胆。

三　辨证要点

1.寒邪客胃证　症见胃脘暴作、恶寒喜暖、得温痛减、遇寒痛增，舌淡苔薄白，脉弦紧。

2.肝气犯胃证　症见胃脘部胀痛，攻撑连胁，每因情志因素而痛作，苔薄白、脉沉弦。

3.脾胃湿热证　症见胃脘热，得凉则减，得热则重，口干口苦或见口腻，喜冷饮，口臭不爽，时有头重如裹，全身困倦不适，口舌生疮，大便秘积，舌质红，苔黄少津，脉濡滑数。

4.脾胃虚寒证　症见胃痛隐隐，喜温喜按，空腹痛甚，得食痛减，手足不温，大便溏薄，舌淡苔白，脉虚弱迟缓。

四　食疗原则

慢性胃炎的食疗方常选用具有疏肝理气、和胃止痛、温胃散寒、益阴养胃等功效的药物与食物相配伍。日常宜配合人参、山药、茯苓、白术、白扁豆、干姜、薏苡仁、莲子、芡实、豆蔻、砂仁、鸡内金、大枣、猪肚、鲫鱼、香菇、佛手等辨证施食。

五　辨证施食

1.脾胃虚寒证

［临床表现］胃脘胀满疼痛，食后加重，或呕吐清涎，面色无华，神疲乏力，舌淡苔白，脉沉细无力。

［施食原则］温中和胃，健脾益气。

［食疗方］脾胃虚寒证慢性胃炎辨证施食见表5-32。

表5-32　脾胃虚寒证慢性胃炎辨证施食

食疗方	原料	功效	制法	应用
黄芪桂草汤	黄芪30g，肉桂6g，炙甘草9g，大枣10g	益气健脾，散寒止痛	以上四味同入锅中，加水适量，煎煮30分钟，去渣取汁即可	上、下午分服
生姜粥	生姜30～50g，粳米200g，大枣4枚，水适量	暖脾胃，散风寒，止疼痛	生姜切成厚片（0.3cm左右），粳米同泡粳米的水一同倒进砂钵锅里，放进生姜片和大枣；大火烧开后，转中小火煮，直至米粒软稠成粥样即可	空腹服食，取微汗

续表

食疗方	原料	功效	制法	应用
益脾饼	白术30g，干姜6g，红枣250g，鸡内金15g，面粉500g	健脾益胃，温中散寒，消积和中	白术、干姜用纱布包扎，与红枣一并放入锅内，加水适量，先用武火煮沸，续用文火熬1小时左右，除去药包与枣仁，枣肉捣泥，将鸡内金研成细粉，加入面粉、枣泥，再加水适量，和成面团，按常法烙成薄饼	佐餐食用，或作零食随意取食
暖胃鸡	公鸡1只，放入生姜6g，肉桂、橘皮、砂仁、丁香、高良姜、荜茇、川椒、大茴香各3g，葱、酱油、食盐适量，胡椒面适量	健脾益气，温中和胃	公鸡去皮及内脏，洗净，剁成块，放入砂锅内，加水适量，放入肉桂、橘皮、生姜、砂仁、丁香、高良姜、荜茇、川椒、大茴香，葱、酱油、食盐适量，以文火炖烂，撒入胡椒面少许	酌量吃鸡肉，饮汤
桂花莲子羹	桂花3g（糖腌），莲子50g，红糖1匙	温中散寒，补心益脾，暖胃止痛	莲子用开水泡胀，剥皮去心，加水适量以小火慢炖约2小时，至莲子酥烂，汤糊成羹，再加入桂花、红糖煮约5分钟	作早餐或作点心食用
胡椒砂仁炖猪肚	猪肚1个，胡椒、砂仁、干姜各6g，陈皮、肉桂各3g，葱、酱油、食盐适量	健脾暖胃，温中止痛	猪肚1个，洗净置砂锅中，加水适量；加入砂仁、胡椒、干姜各6g，陈皮、肉桂各3g，葱、酱油、食盐适量。以文火炖烂，酌量食用	佐餐食用

2. 脾胃湿热证

[临床表现] 胃脘痞满、疼痛，食后加重，嗳气不爽，口干口苦或口黏而腻，身困纳少，时有口舌糜烂，小便少而赤，大便不爽，舌质红苔腻，脉滑。

[施食原则] 清热化湿，和胃健脾。

[食疗方] 脾胃湿热证慢性胃炎辨证施食见表5-33。

表 5-33　脾胃湿热证慢性胃炎辨证施食

食疗方	原料	功效	制法	应用
七鲜汤	鲜藿香、鲜佩兰、鲜生地、鲜荷叶、鲜石斛各6g，鲜首乌5g，鲜梨汁10g，白糖适量	清热化湿，理气和胃	将鲜梨去皮后，切成小粒，榨取鲜汁，取10g，备用；将鲜藿香、鲜佩兰、鲜生地、鲜荷叶、鲜首乌、鲜石斛洗净，分别切片、节，备用。先将鲜生地、鲜首乌放入砂锅内，加入清水，武火至沸，换成文火微沸15分钟，再加入鲜藿香、鲜佩兰、鲜荷叶、鲜石斛等武火烧沸，换成文火微沸5分钟，滤出汁，兑入梨汁中，搅匀加入白糖即可	每次适量，每日2次，饮用，2~3天为1个疗程
菱角饮	河菱250~500g（以四菱角为佳）	清热渗湿，消痞散结，健中和胃	将菱洗净，每只菱剪一刀（以不断为度），放入锅内，加水2~3大碗（约1500mL），煮沸至菱熟透，取汁用	每日1剂，喝汤代茶
薏仁香砂饮	薏苡仁30g，藿香10g，砂仁4g，茵陈20g，黄连3g，甘草3g	清热化湿，和胃健脾	将以上五味洗净放入锅，加水适量，煎煮15分钟，去渣取汁即成	每日1剂，上、下午分饮
薏苡仁粥	薏苡仁、粳米各50g	清热健脾	薏苡仁、粳米分别用清水浸泡，淘洗干净，放入砂锅中，加清水，先用旺火烧沸，再改用小火煮至熟烂	早晚各1次
茵陈粥	茵陈45g，粳米50g，砂糖适量	健脾和胃，清热利湿	先水煎茵陈，去渣取汁，再加入粳米煮粥，加砂糖调味	佐餐食用

3. 肝气犯胃证

[临床表现] 胃脘胀满疼痛，痛及两胁，饱闷不适，食后尤甚，遇情志不舒则加剧，兼见恶心呕吐，嗳气吐酸，得矢气则舒，善太息，舌质暗淡苔薄白，脉弦。

[施食原则] 疏肝和胃，肝气解郁。

[食疗方] 肝气犯胃证慢性胃炎辨证施食见表5-34。

表 5-34　肝气犯胃证慢性胃炎辨证施食

食疗方	原料	功效	制法	应用
生姜橘皮饮	生姜、橘络、橘皮、橘叶各20g	降逆止呕，温胃散寒	将生姜、橘络、橘皮、橘叶洗净，入锅，加水适量，煎煮30分钟，去渣取汁即成	每日1剂，上、下午分服

续表

食疗方	原料	功效	制法	应用
青柑皮砂仁粉	青柑皮250g，砂仁粉10g，山药10g	疏肝利胆，行气和胃	青柑皮为每年5～6月份收采橘的自落幼果，晒干，切丝或切片而成；或7～8月份收采未成熟果实，在果皮上纵剖成四瓣至基部，除尽果肉，晒干，切丝或切片备用。将青柑皮、山药研成细粉，与砂仁粉混合均匀即成	每日2次，每次6g，温开水送服
茉莉鸡片	鲜茉莉花10g，鸡脯肉200g，红酒20g，蛋清50g，精盐2g，味精2.5g，淀粉10g，鲜汤50g，姜、葱各5g	疏肝解郁，和胃理气	将鸡脯肉切成柳叶形薄片，放入碗内，加精盐、味精、红酒少许，腌制片刻，加入淀粉、蛋清浆好；锅中加油适量，烧五成熟时，将浆好的鸡片下油滑透，起锅倒入漏勺控油。锅中留油少许，放葱、姜，等姜、葱出味后姜、葱弃去，入红酒，加入鲜汤、精盐、味精，倒入滑好的鸡片和茉莉花翻炒几下即可	当菜佐餐，随意食用
玫瑰花粥	玫瑰花10g，大米50g	健脾益气，疏肝和胃	将大米煮成粥后，放入玫瑰花少煮片刻	每次适量，每日2次，温食

4. 寒邪客胃证

［临床表现］脘腹暴痛，恶寒喜暖，得温痛减，遇寒加重；口淡不渴或喜热饮，舌淡红，苔薄白或滑，脉弦紧或迟。

［施食原则］温胃散寒，理气止痛。

［食疗方］寒邪客胃证慢性胃炎辨证施食见表5-35。

表5-35 寒邪客胃证慢性胃炎辨证施食

食疗方	原料	功效	制法	应用
制大蒜	大蒜、醋适量	散寒止痛	大蒜去皮，用醋浸泡	每次10g，嚼服，温水送

续表

食疗方	原料	功效	制法	应用
干姜花椒粥	干姜、高良姜、花椒（2∶3∶3），粳米、红糖适量	暖胃散寒，温中止痛	将干姜、高良姜洗净，切片；花椒洗净，以四层纱布袋盛之备用；取粳米净水淘洗干净，置于砂锅内加水熬至5～6分熟时，加入上述白纱布袋，同沸20分钟，取出白纱布袋，继续熬粥至熟烂，食时兑红糖搅匀	每日两次，分早晚服用
小茴香粥	炒小茴香20g，粳米100g	散寒止痛	小茴香放入纱布袋内，扎口，水煎半小时，再入洗净的粳米同煮为粥，服用时加盐、味精调味	作早晚餐
丁香肉桂红糖煎	丁香1.5g，肉桂1g，红糖适量	温胃散寒止呕	丁香、肉桂用温水浸透，武火煮沸，文火煮20分钟，取汁，调入红糖搅匀	每服 5 ～ 10mL，日3次

知识拓展

你了解幽门螺杆菌吗？

六　健康饮食指导

1. 规律饮食，控制饮食量　饮食宜定时定量，且不宜吃得过饱，以免胃窦部过分扩张。为避免饥饿时胃酸对胃黏膜的刺激，正餐之间可少量加餐。

2. 进食软烂且易消化的食物，便于消化吸收　宜食用米汤、马铃薯和牛奶等食物，有助于保护和恢复胃黏膜。

3. 讲究烹调方法　宜选用的烹调方法为煮、蒸、焖、炖、烩，此类烹饪方法使食物细软、易于消化。不宜选用煎、炸、烤、熏等烹调方法，因为通过这些方法加工出的菜肴不易消化，人体很难吸收。

4. 忌酒及刺激性物质　长期饮酒可损伤胃黏膜，忌烈性酒，其他酒类也应少饮或不饮。辛辣、刺激食物对胃黏膜的刺激性较大，会引发胃部不适，忌浓茶、咖啡、辣椒、芥末、香烟等刺激性强的物质。不宜吃过甜、过咸、过浓、过冷、过热或过酸的食物，不宜大量饮用碳酸饮料，以防伤害胃黏膜。

5. 宜选择新鲜的蔬菜和水果　以促进铁的吸收。

任务七 肥 胖

任务资讯

一 概念

肥胖是由于过食、缺乏体力活动等多种原因导致体内膏脂堆积过多，导致体重超过正常范围，并伴有头晕乏力、神疲懒言、少动气短等症状的一种疾病。常见于西医学中单纯性（体质性）肥胖、代谢综合征等疾病。

二 病因病机

素禀体丰，饮食不节，安逸少动，年老体弱等皆可致本病发生，其基本病机为胃强脾弱，酿生痰湿，并在痰湿基础上发生血瘀和气滞。病位主要在脾胃与肌肉，与肾气虚衰关系密切，并可涉及五脏。

三 辨证要点

1. 分清虚实 本病有虚实之不同，实主要在于胃热和痰湿，痰湿常与气郁、瘀血、水湿相兼为病；虚主要是脾气亏虚、运化不足而致水谷精微积为痰湿，也有脾肾阳虚，或兼心、肺气虚及肝胆疏泄失调者。无论本于虚还是本于实，最终都导致膏脂堆积而为病。

2. 区分病位 本病涉及五脏，但以脾胃为主，肥胖而多食，或伴口干，大便偏干，病多在胃；肥胖伴乏力，少气懒言，或伴大便溏薄、四肢欠温者，病多在脾；若伴腰酸背痛，或腰膝酸软，尿频清长，畏寒足冷，病多在肾；久病入络，或痰凝血瘀，则常病及心肝。

四 食疗原则

祛湿化痰为肥胖的基本食疗原则，应贯穿于本病治疗过程的始终。纠正不良饮食行为，进食定时定量，细嚼慢咽，不吃零食及夜宵。控制饮食总热量，多吃蔬菜、水果，限制高糖、高脂食物的摄入。

五 辨证施食

1. 胃热火郁证

[临床表现] 形体肥胖，消谷善饥，大便不爽，甚或干结，尿黄，或口苦口干，喜饮水，舌质红，苔黄，脉平或偏数。

[施食原则] 清胃泻火，佐以消导。

[食疗方] 胃热火郁证肥胖辨证施食见表5-36。

表5-36　胃热火郁证肥胖辨证施食

食疗方	原料	功效	制法	应用
冬瓜瓤汤	鲜冬瓜瓤250g	清热止渴，利水，消肿	冬瓜瓤入锅加清水适量，煮汤，每日代茶饮用	30天为1个疗程
荸荠汤	荸荠6枚	祛热生津	荸荠去皮洗净，打碎入锅，加清水煮汤，每日代茶饮用	30天为1个疗程
雪羹汤	海蜇50g，荸荠4枚，食盐适量	清热化痰，消积，润肠	海蜇用温水洗净，切成丝备用；荸荠去皮洗净，切成片备用。海蜇、荸荠放入锅中，加清水以大火烧开，再改用小火，继续煮10分钟，以食盐调味即成	每日1次，7天为1个疗程

2. 痰湿内盛证

[临床表现] 形体肥胖，身体沉重，肢体困倦，脘痞胸满，可伴头晕，口干不欲饮，大便少行，嗜食肥甘醇酒，喜卧懒动，舌质淡胖或大，苔白腻或白滑，脉滑。

[施食原则] 化痰利湿，理气消脂。

[食疗方] 痰湿内盛证肥胖辨证施食见表5-37。

表5-37　痰湿内盛证肥胖辨证施食

食疗方	原料	功效	制法	应用
赤小豆鲤鱼汤	鲤鱼1条（250g左右），赤小豆100g，生姜1片、盐、料酒、味精、食用油适量	健脾益肾，利尿消肿	将赤小豆洗净，加水浸泡半个小时；生姜洗净；鲤鱼留鳞去内脏，洗净。起油锅煎鲤鱼，入清水适量，放入赤小豆、生姜、料酒各少许。先武火煮沸，改文火焖至赤小豆熟，调入盐、味精即可	随量食用或佐餐。每周可服食3次

续表

食疗方	原料	功效	制法	应用
荷叶茶	荷叶9g，山楂9g，陈皮9g	健脾理气，利湿减脂	三者洗净混合，沸水冲泡，每日代茶饮，不拘时	3个月为1个疗程
薏仁赤豆粥	薏苡仁50g，赤小豆50g，泽泻10g	利水消肿，解毒排脓	泽泻先煎取汁，与赤小豆、薏苡仁同煮为粥	30日为1个疗程

3. 气郁血瘀证

［临床表现］肥胖懒动，喜太息，胸闷胁满，面晦唇暗，肢端色泽不鲜，甚或青紫，可伴便干，失眠，男子性欲下降甚至阳痿，女性月经不调，量少甚或闭经，经血色黯或有血块，舌质黯或有瘀斑、瘀点，舌苔薄，脉或滑或涩。

［施食原则］理气解郁，活血化瘀。

［食疗方］气郁血瘀证肥胖辨证施食见表5-38。

表 5-38　气郁血瘀证肥胖辨证施食

食疗方	原料	功效	制法	应用
玫瑰花汤	玫瑰花初开者30朵	行气解郁	玫瑰花去蒂洗净，放入砂锅内，加清水浓煮，后入冰糖适量即成	每日2次
番茄山楂羹	番茄200g，山楂30g，陈皮10g	活血化瘀，行气降脂	将山楂切片，陈皮切碎；番茄去皮剁成番茄糊；锅内加清水适量，入山楂、陈皮，中火煮20分钟，加入番茄糊，搅拌均匀，改用小火煮10分钟，以湿淀粉勾兑成羹即成	上、下午分食
降脂茶	决明子3g，生山楂3g，生麦芽3g，茯苓3g，玫瑰花2g	活血化瘀，消脂减肥	将上述各味研成粗末入杯中，用沸水冲泡即可应用	代茶饮

4. 脾虚不运证

［临床表现］肥胖臃肿，神疲乏力，身体困重，脘腹痞闷，或有四肢轻度浮肿，晨轻暮重，劳累后更为明显，饮食如常或偏少，小便不利，大便溏或便秘，舌质淡胖，边有齿印，苔薄白或白腻，脉濡。

［施食原则］健脾益气，渗利水湿。

［食疗方］脾虚不运证肥胖辨证施食见表5-39。

表5-39 脾虚不运证肥胖辨证施食

食疗方	原料	功效	制法	应用
茯苓赤豆粥	茯苓30g，赤小豆100g，小米50g	除湿健脾，利水消肿	将茯苓研为细末，赤小豆用水浸泡10小时以上，淘洗干净，三味加水适量，共煮成粥	每日早晨空腹温食1次，15天为1个疗程
党参鸡丝冬瓜汤	鸡脯肉200g，冬瓜200g，党参3g，黄酒、盐、味精适量	利水消肿，健脾补气	将鸡肉洗净切丝，冬瓜洗净切片。先将鸡丝与党参放入砂锅，加水适量，小火炖至八成熟，入冬瓜片，加适量盐、黄酒、味精调味，至冬瓜熟透即可，喝汤吃肉	每日2次，15天为1个疗程
参苓粥	党参30g，茯苓30g，生姜5g，粳米120g	益气补虚，健脾养胃	将党参、生姜切薄片，茯苓捣碎泡半小时，煎取药汁两次，用粳米同煮粥	一年四季常服

5. 脾肾阳虚证

［临床表现］形体肥胖，易于疲乏，四肢不温，甚或四肢厥冷，喜食热饮，小便清长，舌淡胖脉薄白，脉沉细。

［施食原则］补益脾肾，温阳化气。

［食疗方］脾肾阳虚证肥胖辨证施食见表5-40。

表5-40 脾肾阳虚证肥胖辨证施食

食疗方	原料	功效	制法	应用
杜仲猪腰	猪肾1个，杜仲末10g，椒盐、麻油、酱油、葱适量，荷叶1张	滋阴补阳	猪肾洗净除去筋膜，切成薄片，入杜仲末、椒盐，荷叶包裹，上笼蒸熟，加麻油、酱油、葱等调味	每日佐餐食用，15天为1疗程
韭菜粥	韭菜20g，粳米100g，杜仲10g，薏苡仁20g	温脾暖肾，固精止遗	将杜仲水煎3次去渣取汁，将粳米、薏苡仁放入药汁中煮粥，粥成后放入韭菜，调味食之	代餐食用，每日2次，15天为1个疗程

知识拓展

BMI 指数是什么？

_____

_____

_____

_____

_____

_____

六　健康饮食指导

1. 均衡饮食　摄入充足的全谷类、蛋白质、蔬菜、水果和优质脂肪。注意合理控制总体摄入量，确保所摄入的能量与消耗相平衡。

2. 适量控制总能量摄入　减少摄入过多的高热量食品，如含有大量油脂、糖分或盐分的食物。根据个人状况和活动水平，合理控制每日总能量摄入量。

3. 增加膳食纤维摄入　增加摄入粗粮、蔬菜、水果、豆类等富含膳食纤维的食物。膳食纤维能增加饱腹感，降低能量密度，有助于控制体重。

4. 控制饮食中的脂肪　限制饱和脂肪和反式脂肪的摄入，尽量选择健康油脂，如橄榄油、亚麻籽油等，也可适量摄入富含健康脂肪的坚果或种子。

5. 控制饮食中的糖分　减少高糖食品的摄入，如糖果、甜点、含糖饮料等。选择低糖或无糖的替代品。

6. 少量多餐　少食多餐有助于保持较高的饱腹感，可以控制饮食量和稳定血糖。

7. 戒掉或适量摄入酒精　酒精含有高热量，摄入过量会影响体重控制。如需饮酒，男性每天不超过 2 个标准饮品，女性每天不超过 1 个标准饮品。

8. 注重饮食的多样性和新鲜度　尽量选择新鲜、多样的食材，以保证获得足够的营养物质。

9. 合理运动　适度的体育运动可以增加能量消耗，有助于控制体重和增强身体健康。

08 任务八 便 秘

任务资讯

一 概念

便秘是指粪便在肠内滞留过久，秘结不通，排便周期延长，或周期不长，但粪质干结，排出艰难，或粪质不硬，虽有便意，但便而不畅的病症。西医学的功能性便秘，肠蠕动减慢、肠易激综合征引起的便秘，以及药物性便秘等皆可参照本任务内容辨证食疗。

二 病因病机

便秘的病因有饮食不节、情志失调、外邪犯胃、禀赋不足等。病机主要是热结、气滞、寒凝、气血阴阳亏虚引起的肠道传导失司。

病变部位主要在大肠，同时与肺、脾、胃、肝、肾等脏腑的功能失调有关。如胃热过盛，津伤液耗，肠失濡润；脾肺气虚，大肠传导无力，肝气郁结，气机壅滞，或气郁化火伤津，腑失通利；肾阴不足，肠道失润；肾阳不足，阴寒凝滞，肠结不通，皆可引起大肠传导失常，发为本病。

三 辨证要点

辨清虚实。实证当辨热秘、气秘和冷秘；虚证当辨气虚、阴虚、血虚和阳虚。

四 食疗原则

通便为治疗便秘的基本原则。实秘者以清热润肠、顺气导滞为治则；虚秘者以益气养血、温通干结为治则。

宜多食富含粗纤维的蔬菜和水果，禁忌辛辣、生冷、黏腻不易消化的食物。虚秘者宜食易消化的、油脂含量高的饮食。

五 辨证施食

1. 热秘

［临床表现］大便干结，腹胀痛，口干口臭，面赤心烦，或伴身热，小便短赤，舌红，苔黄燥，脉滑数。

［施食原则］泄热导滞，润肠通便。

［食疗方］热秘辨证施食见表 5-41。

表 5-41　热秘辨证施食

食疗方	原料	功效	制法	应用
马铃薯汁	马铃薯不拘量	通便。适用于各种原因引起的便秘	洗净、压碎、挤汁，纱布过滤	每早空腹及午饭前各服半杯
姜汁菠菜	菠菜250g，生姜25g，调料适量	滋阴润燥，补肝养血，清热泻火	菠菜去须根留红头，洗净切长段，锅内略焯后捞出，沥水，抖散晾凉，加入姜汁及食盐、酱油、麻油、味精、醋、花椒油各适量，调拌入味	佐餐食用
蜂蜜饮	蜂蜜15g，青盐3g	润燥滑肠。适用于习惯性便秘	开水冲服	每晨空腹饮

2. 气秘

［临床表现］大便干结，或不甚干结，欲便不出，或便而不爽，肠鸣矢气，腹中胀痛，嗳气频作，纳食减少，胸胁痞满，舌苔薄腻，脉弦。

［施食原则］行气导滞。

［食疗方］气秘辨证施食见表 5-42。

表 5-42　气秘辨证施食

食疗方	原料	功效	制法	应用
苏麻粥	苏子10g，麻仁10g，粳米100g	顺气润肠	现炒苏子、麻仁研如泥，水滤取汁，后入米煮粥	空腹食
麻油拌菠菜	鲜菠菜250g，麻油适量	润肠通便	菠菜洗净，锅中水烧沸，加入适量食盐调味，下菠菜烫3分钟，取出，加麻油拌匀食	佐餐食用
炒薯叶	红薯叶500g	通便利尿	加油、盐炒熟食	每天两次，连服数日

3. 冷秘

[临床表现] 大便艰涩难出，腹痛拘急，腹满拒按，胁下痛，手足不温，呃逆呕吐，舌苔白腻，脉弦紧。

[施食原则] 温阳通便。

[食疗方] 冷秘辨证施食见表5-43。

表5-43　冷秘辨证施食

食疗方	原料	功效	制法	应用
紫苏麻仁粥	紫苏子10g，麻仁15g，粳米50～100g	顺气滑肠。治大便秘结	苏子、麻仁捣烂，加水研，滤取汁，与粳米同煮粥	任意服
锁阳桑椹蜜糖水	锁阳15g，桑椹15g，蜂蜜30g	温阳通便	锁阳与桑椹水煎取汁	入蜂蜜搅匀，分2次服
核桃仁粉	核桃仁5个	补气养血，温肺润肠	核桃仁烤干，研粉	睡前开水送服，连服1～2个月

4. 气虚秘

[临床表现] 大便不干硬，虽有便意，但排便困难，用力努挣则汗出短气，便后乏力，面白神疲，肢倦懒言，舌淡苔白，脉弱。

[施食原则] 补气润肠。

[食疗方] 气虚秘辨证施食见表5-44。

表5-44　气虚秘辨证施食

食疗方	原料	功效	制法	应用
荸荠猪肚羹	荸荠250g，猪肚一具，黄酒、生姜各适量	健胃养胃	荸荠去皮，冲洗干净备用，猪肚擦洗干净备用。荸荠放入猪肚中，以针线缝合。猪肚放入砂锅中，加清水、黄酒、生姜，旺火烧沸后转为小火煮。煮至半熟时，以不锈钢针在猪肚上刺若干小孔，再继续用小火煮糜烂即成	佐餐食用
黄芪芝麻糊	黑芝麻60g，黄芪18g，蜂蜜60g	益气养血，润肠通便	黑芝麻研末成糊状，调入蜂蜜，用黄芪煎出液冲服	每日1剂，分2次服，连服数日
菠菜粥	菠菜250g，粳米50g	老年性便秘，痔疮出血	先煮粳米粥，将熟入菠菜，几沸即熟	任意食

5. 血虚秘

［临床表现］大便干结，面色无华，心悸气短，健忘，头晕目眩，口唇色淡，舌淡苔白，脉细。

［施食原则］养血润燥。

［食疗方］血虚秘辨证施食见表5-45。

表5-45　血虚秘辨证施食

食疗方	原料	功效	制法	应用
木耳海参煲猪大肠	木耳50g，海参20～30g，猪大肠150～200g，盐、味精适量	滋阴补血，润燥滑肠	猪大肠洗净切小段，与海参、木耳加清水适量同煮，熟后以食盐、味精调味服食	佐餐食用
阿胶葱白煮蜜糖	阿胶6g，葱白3茎，蜂蜜2匙	润肠通便	用水1碗煮葱白，沸后捞出，加入阿胶、蜂蜜炖化	饭后温服
黑芝麻杏仁粥	黑芝麻90g，杏仁60g，大米90g，当归9g，白糖适量	散结，清热，润肠通便	黑芝麻、杏仁、大米水浸后磨糊状，煮熟后用当归、白糖煎汤调服	每日1次，连服数日

6. 阴虚秘

［临床表现］大便干结，如羊屎状，消瘦，头晕耳鸣，两颧红赤，心烦少眠，潮热盗汗，腰膝酸软，舌红少苔，脉细数。

［施食原则］滋阴润肠通便。

［食疗方］阴虚秘辨证施食见表5-46。

表5-46　阴虚秘辨证施食

食疗方	原料	功效	制法	应用
冰糖炖香蕉	香蕉1～2个，冰糖适量	清热润燥，润肠通便	香蕉去皮，加冰糖适量，隔水炖服	每日1～2次，连服数日
沙参玉竹煲老鸭	沙参、玉竹各50g，老雄鸭一只，调料适量	养阴补肺	鸭去毛及内脏，洗净，与沙参、玉竹同入砂锅中，加葱、姜、水、烧沸，文火焖煮1小时，至鸭肉烂熟入盐、味精	任意食
山药玉竹粥	山药30g，玉竹20g，粳米100g，蜂蜜适量	养气养阴生津润肺	山药、玉竹、粳米一同熬煮成粥，粥熟加蜂蜜	佐餐食用

7. 阳虚秘

[临床表现] 大便排出困难，小便清长，面色㿠白，四肢不温，腹中冷痛，或腰膝酸冷，舌淡苔白，脉沉迟。

[施食原则] 温阳通便。

[食疗方] 阳虚秘辨证施食见表5-47。

表5-47　阳虚秘辨证施食

食疗方	原料	功效	制法	应用
锁阳粥	锁阳15g，粳米50～60g	补益肝肾，润肠通便	洗净锁阳，切片，与粳米同煮	每日1次食
当归生姜羊肉汤	当归30～60g，生姜30g，羊肉250g	温中补虚，祛寒止痛	将羊肉去膻后，切片，和当归、生姜、料酒、盐各少许煮汤，至羊肉烂熟即可	佐餐食用
韭菜炒核桃仁	韭菜200g，核桃仁50g，麻油、食盐各适量	补肾助阳	核桃仁开水浸泡去皮，沥干备用；韭菜切成寸段备用，麻油烧至七成热，加入核桃仁，炸制焦黄，再加入韭菜、食盐，翻炒至熟	佐餐食用

知识拓展

生活中哪些人群和疾病容易出现便秘？

六 健康饮食指导

1. 增加膳食纤维摄入量 膳食纤维有助于增加粪便体积并促进肠道蠕动。优先选择富含膳食纤维的食物，如全谷类（如燕麦、全麦面包）、豆类（如红豆、黑豆、青豆）、水果（如苹果、梨、香蕉）、蔬菜（如菠菜、胡萝卜、花椰菜）等。

2. 增加水分摄入 确保每天饮水量充足，有助于保持肠道内的水分含量，使粪便更容易通过。建议每天至少饮用 8 杯水，并适量增加摄入的高含水量食物，如西瓜、黄瓜等。

3. 控制饮食中的脂肪和糖分 高脂肪和高糖分的食物可能对肠道功能产生不良影响。适量摄入健康的脂肪，如橄榄油、鱼油等，避免过多摄入油炸和加工食品。

4. 避免过度依赖缓泻食物 虽然某些食物，如咖啡、番泻叶茶等，可能具有缓泻作用，但长期过度依赖这些食物不利于肠道健康。应合理控制这些食物的摄入量。

5. 确保规律的饮食和排便习惯 尽量每日定时进食和排便，养成良好的排便习惯。

6. 注意肠道健康 保持良好的肠道菌群平衡，可以通过摄入发酵食品（酸奶、酸菜等）或益生菌补充剂来帮助维持肠道健康。

09

任务九　糖尿病

任务资讯

一　概念

糖尿病属于中医"消渴""消瘅"范畴，是指以多饮、多食、多尿、乏力、形体消瘦或尿有甜味为主要临床特征的疾病。"消渴""消瘅"首见于《内经》，《灵枢·五变》载："五脏皆柔弱者，善病消瘅。"《素问·奇病论》云："此人必数食甘美而多肥也，肥者令人内热，甘者令人中满，故其气上溢，转为消渴。"《外台秘要·消中消渴肾消》篇引《古今录验》说："渴而饮水多，小便数，有脂，似麸片甜者，皆是消渴病也。"消渴后期常有血脉郁滞，易并发眼疾、痈疽、心脑病症等。

二　病因病机

禀赋不足，恣食肥甘，情志过度，劳欲过度、房事不节等原因均可导致消渴，病变部位重在肺、胃、肾三脏。其主要病机为阴津亏损，燥热偏盛，以阴虚为本，燥热为标，互为因果。

三　辨证要点

主要分辨病位。消渴有三消之分，以多饮为主症者为上消，属肺燥；以多食为主症者为中消，属胃热；以多尿为主症者为下消，属肾虚。病变早中期，病位在上、中二焦，后期病变以中、下焦为主。

四　食疗原则

消渴患者应戒烟酒，忌辛辣、刺激性食物和肥甘厚味，如辣椒、大蒜、动物内脏等；宜食性偏凉且具有滋阴清热、生津止渴作用的食物，如白菜、油菜、冬瓜、木耳等；主食应易消化，以粗粮、谷麦类为佳。

五 辨证施食

1. 肺热津伤证

[临床表现] 口渴多饮，口干舌燥，烦热多汗，尿频量多，舌边尖红苔薄黄，脉洪数。

[施食原则] 清热润肺，生津止渴。

[食疗方] 肺热津伤证糖尿病辨证施食见表5-48。

表5-48 肺热津伤证糖尿病辨证施食

食疗方	原料	功效	制法	应用
五汁饮	麦冬汁10g，鲜芦根汁10g，梨汁30g，荸荠汁20g，藕汁20g	生津止渴，润肺止咳	以上五汁混合均匀即可	温服、冷服均可，任意食
天花粉粥	天花粉20g，粳米60g	清肺止咳，生津止渴	天花粉洗净切片煎汁，同粳米煮粥，粥熟即可	每日2次食用，脾胃虚寒而便溏者禁用
神效煮兔方	兔肉、桑白皮100g	泻肺平喘，利水消肿，清热止渴	将兔去皮和内脏后洗净切块，与桑白皮100g同煮至烂熟，食肉并饮其汁	每日1次

2. 胃热炽热证

[临床表现] 多食易饥，口渴，尿多，消瘦，大便干燥，舌红苔黄，脉滑实有力。

[施食原则] 清胃泻火，养阴增液。

[食疗方] 胃热炽热证糖尿病辨证施食见表5-49。

表5-49 胃热炽热证糖尿病辨证施食

食疗方	原料	功效	制法	应用
竹茹饮	竹茹30g，乌梅6g，甘草3g	清热化痰，除烦止呕	将竹茹、乌梅和甘草洗净后加水煎煮取汁	代茶饮，可食乌梅
生芦根粥	鲜芦根100~150g，竹茹15~20g，生姜2片	清热除烦，生津止呕	取新鲜芦根洗净后切成小段，与竹茹同煎，取汁去渣，再与粳米同煮为稀粥。粥欲熟时加入生姜2片，煮熟即可	每日2次，3~5日为1个疗程
葛根粉粥	葛根粉30g，粳米100g	生津止渴，透疹止泻	将粳米加水适量武火煮沸，改文火煮至米半熟，加葛根粉拌匀，米烂粥成即可	每日早晚服用，脾胃虚寒者忌服

3.气阴亏虚证

[临床表现]口渴引饮，能食与便溏并见，或见纳呆，精神不振，消瘦，乏力，气短懒言，舌质淡红，苔白而干，脉弱。

[施食原则]益气健脾，生津止渴。

[食疗方]气阴亏虚证糖尿病辨证施食见表5-50。

表5-50　气阴亏虚证糖尿病辨证施食

食疗方	原料	功效	制法	应用
黄芪山药粥	黄芪30g，山药60g	益气生津，健脾固肾	将黄芪30g洗净打粉，山药60g洗净切片，二者同煮成粥	每日2次
野鸡羹	野鸡肉100g，豆豉、黄酒、食盐、淀粉适量	健脾养胃，增进食欲，止泻	取野鸡肉入开水中稍烫捞出，肉细切，入锅，加豆豉、食盐、黄酒及清水适量，炖熟后，淀粉勾芡，外洒芝麻油可食	每日1次
猪脊羹	猪脊肉1000g，红枣150g，莲子100g，甘草10g，木香3g	补阴益髓，清热生津	取猪脊骨洗净，红枣洗净掰开，莲子去心打碎，甘草、木香洗净润透切片。用纱布将木香和甘草包好，与脊骨、红枣、莲子同时入锅，加水煮沸后文火炖3小时左右，晾温，捞出药包，喝汤吃肉	每日1次

4.肾阴亏虚证

[临床表现]尿频量多，混浊如脂膏，伴腰膝酸软，头晕耳鸣，乏力，口干唇燥，皮肤干燥或瘙痒，舌红少苔，脉沉细数。

[施食原则]滋阴固肾。

[食疗方]肾阴亏虚证糖尿病辨证施食见表5-51。

表5-51　肾阴亏虚证糖尿病辨证施食

食疗方	原料	功效	制法	应用
五味枸杞饮	五味子、枸杞子、冰糖各50g	健脾胃，补肝肾，生津止渴	五味子置纱布袋内与枸杞子入锅中，加水1000mL，煮取800mL，加入冰糖	代茶饮
桑椹醪	桑椹1000g（或干品300g），糯米500g	补血益肾，聪耳明目	鲜桑椹洗净捣汁（或以干品煎汁去渣），再与糯米共同煮，做成糯米干饭，待冷加适量酒拌匀，发酵成为酒酿	每日随量佐餐食用
地黄粥	生地黄500g，白蜜125g，粳米100g	清热凉血	将生地黄、白蜜同熬成膏，并将粳米煮制成粥，待熟时，入地黄膏2匙、酥油少许即成	每日2次服食

5. 阴阳两虚证

［临床表现］小便频数，混浊如膏，甚至饮一溲一，腰膝酸软，面容憔悴，四肢欠温，畏寒肢冷，男子阳痿，女子月经不调，舌苔淡白而干，脉沉细无力。

［施食原则］滋阴温阳，补肾固摄。

［食疗方］阴阳两虚证糖尿病辨证施食见表5-52。

表5-52　阴阳两虚证糖尿病辨证施食

食疗方	原料	功效	制法	应用
滋膵饮	黄芪30g，山药30g，生地黄15g，山茱萸15g，生猪胰子9克，盐适量	滋阴益气	将所有原料一同水煎，取汁，后入猪胰子，煮熟后加盐少许，食肉饮汤	每日2次
海参粥	海参30g，粳米100g，葱、姜、盐适量	补肾益精，养血	先将海参发好，剖洗干净，入沸水焯一下，捞出切成片。粳米洗净，加水适量，与海参片同煮为粥，待熟时放入适量盐、姜、葱调味	每日2次

知识拓展

糖尿病有哪些并发症？

六 健康饮食指导

1. 控制总体热量摄入 保持合理的体重，可通过适当控制主食和脂肪的摄入来实现。

2. 均衡饮食 合理搭配碳水化合物、蛋白质和脂肪的比例。建议每天摄入的总碳水化合物占总热量摄入的 45%～65%，脂肪占 20%～35%，蛋白质占 15%～20%。

3. 选择低升糖指数食物 低升糖指数食物满足能量需求，同时能够缓慢释放血糖，有助于控制血糖水平，如全麦面包、燕麦片、糙米等。

4. 限制高糖食物 高糖食物会迅速提高血糖水平，并对糖尿病患者的血糖控制造成负面影响，如甜品蛋糕、饼干、糖果和含糖饮料等。

5. 增加蔬果摄入 蔬菜和水果富含纤维、维生素和矿物质，有助于增加饱腹感，提供全面的营养，并稳定血糖水平。建议每餐都摄入丰富的蔬菜和水果。

6. 控制饮食次数和间隔 每天进食 5～6 餐，保持餐与餐之间的时间间隔均匀，有助于血糖稳定。建议多次进食，并保持定时定量。

7. 控制饮酒 限制饮酒，特别是含有大量糖分的甜酒。

8. 定期监测血糖水平 随时监测血糖水平，了解自己的饮食适应性，并根据需要进行调整。

任务十　痛　风

任务资讯

一 概念

痛风，中医学将其归为"痹证""历节"范畴。西医学中的风湿性关节炎、类风湿性关节炎、痛风、骨关节炎、强直性脊柱炎、坐骨神经痛、腰肌劳损等疾病，都可参考痹证辨证食疗。

痹证是指因风寒湿或风湿热之邪侵袭人体肌表、经络，使气血凝滞、闭阻不畅，导致肢体、关节疼痛，重着，酸楚麻木，屈伸不利，或者关节肿大甚至僵直畸形，肌肉萎缩为主要表现的一类气血凝滞，闭阻不畅的病证。

二 病因病机

中医学认为，痹证的发生，主要是因为机体正气不足，导致外界风寒、湿热邪气侵入，从而阻塞经络，导致局部关节出现疼痛肿胀不适。即素体虚弱，腠理疏松，营卫不固，外邪乘虚而入；或居处潮湿，涉水冒寒；或劳累之后，汗出当风，以致风寒湿邪侵袭人体，注于经络，留于关节，气血痹阻而发。

三 辨证要点

痹痛游走不定者为行痹，属风邪盛；痛势较甚，痛有定处，遇寒加重者为痛痹，属寒邪盛；关节酸楚、重着、漫肿者为着痹，属湿邪盛；关节肿胀，肌肤焮红，灼热疼痛为热痹，属热邪盛。关节疼痛日久，肿胀局限，或见皮下结节者为痰；关节肿胀，僵硬，疼痛不移，肌肤紫黯或有瘀斑为瘀。一般来说，痹证新发，风、寒、湿、热、痰、瘀之邪明显者为实；痹证日久，耗伤气血，损及脏腑，气血、肝肾不足者为虚。

四 食疗原则

痹证初期宜采用祛风、散寒、除湿、清热等治法，并结合疏通经络。痹证日久不愈，反复发作，需扶正祛邪，在祛邪的同时，结合补益气血，滋养肝肾。

痹证之风、寒、湿、热、虚证候不是固定不变的，可以互相转化，互相影响，故食疗当随证施膳，不可拘泥一方。

五 辨证施食

（一）风寒湿痹

1. 行痹

［临床表现］肢体关节、肌肉疼痛酸楚，屈伸不利，痛处游走，或恶风发热，舌苔薄白，脉浮或浮缓。

［施食原则］祛风散寒，通络除湿。

［食疗方］行痹辨证施食见表 5-53。

表 5-53　行痹辨证施食

食疗方	原料	功效	制法	应用
威灵仙酒	威灵仙500g，白酒1500mL	祛风利湿，活血通络	威灵仙切碎，加入白酒，入锅内隔水炖半小时，过滤后备用	每次10～20mL，一日3～4次
鳝鱼汤	鳝鱼1条	补肾壮阳，清热解毒，补血养颜，养胃健脾	加酒炖食	佐餐食用
祛风湿药酒	乌梢蛇100g，杜仲、威灵仙、牛膝、当归、川芎、僵蚕、生黄芪、五加皮各20g，钟乳石、生薏苡仁、生地黄各30g，桂枝10g	祛风化湿，活络止痛	钟乳石研碎，棉布包上药共入黄酒1500mL，密封2周后即成	每次20mL温服，每日2次

2. 痛痹

［临床表现］肢体关节疼痛，痛势较剧，痛处固定，遇寒则甚，得热则缓，屈伸不利，形寒怕冷，舌质淡苔薄白，脉弦紧。

［施食原则］散寒通络，祛风除湿。

［食疗方］痛痹辨证施食见表 5-54。

表 5-54　痛痹辨证施食

食疗方	原料	功效	制法	应用
双桂粥	肉桂2～3g，桂枝10g，粳米50～100g，红糖适量	暖脾胃，补肾阳	将肉桂、桂枝共煎2次，每次20分钟，合并煎液，去渣。粳米淘洗干净，加适量水煮粥，待粥煮沸时，放入二桂煎汁和红糖，共煮成粥	每日早晚温热服。3～5日为1个疗程

3. 着痹

［临床表现］肢体关节、肌肉酸楚、重着、疼痛，肿胀散漫，肌肉麻木不仁，关节活动不利，舌质淡苔白腻，脉濡缓。

［施食原则］祛风除湿，通络散寒。

［食疗方］着痹辨证施食见表 5-55。

表 5-55　着痹辨证施食

食疗方	原料	功效	制法	应用
伤科药酒	三七、当归身、红花、生地黄、乌药、落得打、乳香、五加皮、防风、干姜、川牛膝、牡丹皮、肉桂、延胡索、姜黄、海桐皮各15g，酒2500mL	活血通络，舒筋行气	将全部药物适当粉碎，盛绢袋，浸于酒中，容器封固，然后隔水加热，煮1.5小时，取出放凉，再浸泡数日	适量饮，每日2次
木瓜生鱼饮	薏苡仁、木瓜各50g，生鱼500g，盐适量	祛湿消肿，舒筋活络	将木瓜洗净，生鱼去内脏洗净，薏苡仁洗净，放入锅内，加水适量，放入盐。将锅置武火上烧开，文火炖熬1.5小时，停火，等温，过滤	佐餐食用，吃鱼喝汤

（二）风湿热痹

［临床表现］关节疼痛，活动不便，局部灼热红肿，痛处拒按，得冷则舒，皮下有结节或红斑，或伴发热恶风，口渴烦躁，汗出，舌质红苔黄或黄腻，脉滑数或浮数。

［嗜食原则］清热通络，祛风除湿。

［食疗方］风湿热痹辨证施食见表 5-56。

表5-56 风湿热痹辨证施食

食疗方	原料	功效	制法	应用
秦艽桑枝煲老鸭	秦艽30g，老桑枝50g，净老鸭1000g	祛风通络	将老鸭洗净切块，与药材一同入煲，加水适量，煲烂后调味即可	佐餐食用，食老鸭肉饮汤
桑枝酒	桑枝10g，白酒1000mL	祛风除湿，清热通络	将桑枝捣碎入布袋置容器中，加入白酒，密封浸泡15天后，过滤去渣，即成	内服，每次20mL，每日两次

（三）痰瘀痹阻

[临床表现]痹证日久，关节刺痛，固定不移，按之较硬，或形体顽麻，关节僵硬变形，屈伸不利，面色暗黧，舌质紫黯或有瘀斑，苔白腻，脉弦涩。

[施食原则]化痰祛瘀，蠲痹通络。

[食疗方]痰瘀痹阻辨证施食见表5-57。

表5-57 痰瘀痹阻辨证施食

食疗方	原料	功效	制法	应用
山楂海带丝	水发海带300g，鲜山楂100g，白砂糖30g，葱、姜、料酒各适量	活血化瘀，消食健胃	将海带洗净，放锅中，加葱、姜、料酒、清水，先用旺火烧开，再用小火炖烂捞出，切成细丝；山楂去核切成丝。将海带丝加白糖拌匀，装入盘内，撒上山楂丝，再撒上一层白糖	佐餐食用，每日1剂
海带绿豆汤	海带20g，绿豆15g，甜杏仁9g，玫瑰花6g，红糖适量	降血压，利水消肿	海带、绿豆、甜杏仁和玫瑰花用水洗净，用纱布包扎玫瑰花，一同入锅内，加适量水煮熟，去玫瑰花加红糖调拌即可	随意食用，其汁可作为饮料常饮

（四）肝肾亏虚

[临床表现]痹证日久，关节屈伸不利，肌肉瘦削，腰膝酸软，或畏寒肢冷，阳痿遗精，或骨蒸劳热，心烦口干，舌质淡红，舌苔薄白或少津，脉沉细弱或细数。

[施食原则]滋补肝肾，健脾益气。

[食疗方]肝肾亏虚辨证施食见表5-58。

表5-58　肝肾亏虚辨证施食

食疗方	原料	功效	制法	应用
延寿酒	黄精、天冬各30g，松叶15g，枸杞20g，苍术12g，白酒1000g	补虚损，强筋骨，养肝肾	将黄精、天冬、苍术切成约0.8cm厚的小块，松叶切成节，同枸杞一起装入盛酒容器内，注入白酒摇匀，静置浸泡约10~12天即可	口服，每次20~30mL，每日1次
龟板煲猪脊	龟甲、巴戟天各15g，牛膝10g，核桃仁、海参各20g，猪脊髓1条，盐3g，料酒3mL，葱姜各10g，味精2g，胡椒粉适量	补肾益精，强壮腰膝	海参用水浸发好，洗净切丝；猪脊髓洗净，用开水余过；龟甲、牛膝、巴戟天、核桃仁洗净，与猪脊髓、料酒、姜片、葱段一起放入锅中，加水适量，先用武火煮沸后，改用文火煲1小时，下海参再煲1小时，调入盐、料酒、胡椒粉、味精即成	佐餐食用，3天1次
红颜酒	核桃仁120g，小红枣120g，白蜜120g，酥油60g，杏仁30g	补肾益气，健脾和胃，润肺利肠，泽肌肤，润容颜	核桃仁浸泡去皮；杏仁浸泡，去皮、尖，煮四五沸，晒干。先以蜜、油溶开入酒，将药入酒内浸3~5日	每早、晚服20~30mL

知识拓展

高尿酸血症与痛风的关系是什么？

六 健康饮食指导

1. 控制酮体含量　痛风是由于尿酸水平升高引起的，因此应控制富含高酮体食物的摄入，如肉类、内脏器官（肝脏、肾脏）、海鲜等。适量摄入鸡肉、瘦肉、火鸡等低酮体食物。

2. 控制嘌呤摄入　嘌呤是尿酸的代谢产物，应避免高嘌呤食物的摄入，如鱼虾、肉类、豆制品、蘑菇等。选择低嘌呤食物，如低脂奶制品、全谷类、蔬菜、水果等。

3. 增加膳食纤维摄入　膳食纤维有助于增加饱腹感，减少能量密度，可控制体重和缓解痛风。选择富含膳食纤维的食物，如粗粮、豆类、水果、蔬菜等。

4. 控制酒精摄入　酒精会干扰尿酸的代谢，因此应避免或限制饮酒。尽量选择低酒精含量的饮品，如低酒精啤酒。

5. 保证水分摄入　适量增加水的摄入有助于稀释尿酸，有助于预防痛风发作，建议每天饮用足够的水。

6. 控制体重　保持健康体重范围内有助于预防痛风。如果存在超重或肥胖问题，建议在医生或营养师的指导下制定合理的减重计划。

7. 限制糖分　摄入过多的糖分可能使尿酸水平升高。减少糖分摄入，避免过度依赖高糖食品和糖果。

8. 适度摄入维生素 C　维生素 C 有助于降低尿酸水平，可以适度摄入草莓、葡萄柚、柑橘类等富含维生素 C 的水果。

项目评价

一　填空题

1. 感冒可分为_____、_____、_____和_____四种。

2. 感冒的食疗原则是_____。

3. 写出三个适合暑湿感冒的食疗方_____、_____和_____。

4. 咳嗽可分为_____和_____两大类。

5. 内伤咳嗽的食疗原则：以邪实为主，宜_____；以本虚为主，宜_____。

6. 适合痰湿蕴肺证的食疗方有_____、_____和_____。（任写三个）

7. 风寒袭肺证咳嗽适合的食疗方有_____、_____、_____、_____。（任写四个）

8. 一般情况下，成人收缩压_____及（或）舒张压_____为高血压。

9. 肝阳上亢证高血压患者，食疗原则宜_____、_____为主，气虚血瘀证高血压宜_____。

10. 适合阴阳两虚证高血压的食疗方有_____、_____和_____。（任写三个）

11. 高脂血症患者的食疗原则是_____，_____。

12. 薏苡仁楂荷饮适合_____证型高脂血症患者。

13. 适合瘀血阻滞证高脂血症的食疗方有_____、_____和_____。（任写三个）

14. 痰气郁结证抑郁症的施食原则是_____，_____。

15. 阴虚内热证抑郁症的施食原则是_____，_____。

16. 适合气滞血瘀证抑郁症的食疗方有_____、_____和_____。（任写三个）

17. 脾胃虚寒证慢性胃炎的施膳原则为_____，_____。

18. 肝气犯胃证慢性胃炎的施膳原则为_____，_____。

19. 适合脾胃虚寒证慢性胃炎的食疗方有_____、_____和_____。（任写三个）

20. 适合寒邪客胃证慢性胃炎的食疗方有_____、_____、_____。（任写三个）

21. 脾肾阳虚证的施食原则是_____、_____。

22. 肥胖分为_____、_____、_____、_____。

23. 肥胖脾虚不运证常用的食疗方有_____、_____、_____。

24. 便秘分为____、____、____、____。

25. 热秘的食疗方有_____、_____、_____。

26. 气秘的食疗方有_____、_____、_____。

27. 糖尿病分为_____、_____、_____。

28. 糖尿病肾阴亏虚证常用的食疗方有_____、_____、_____。

29. 痹证痰瘀痹阻的施食原则是_____、_____。

30. 痛风分为_____、_____、_____、_____。

31. 肝肾亏虚证痛风常用的食疗方有_____、_____、_____。

二 单项选择题

1. 不属于风寒感冒的食疗方是（　　）
   A. 姜糖苏叶饮　　　　　B. 胡荽拌香干　　　　　C. 薄荷粥
   D. 葱豉汤　　　　　　　E. 葱白粥

2. 气虚感冒可选用的食疗方是（　　）
   A. 苦瓜茶　　　　　　　B. 银花薄荷饮　　　　　C. 西瓜番茄汁
   D. 怀山葱白糊　　　　　E. 萝卜汤

3. 痰热郁肺证的食疗方是（　　）
   A. 鱼腥草猪肺汤　　　　B. 橘皮粥　　　　　　　C. 山药杏仁粥
   D. 加味干姜粥　　　　　E. 丝瓜花蜜饮

4. 肺气不足可选用的食疗方是（　　）
   A. 玉竹焖鸭　　　　　　B. 桑菊饮　　　　　　　C. 山药杏仁粥
   D. 玉竹瘦肉汤　　　　　E. 三鲜汁

5. 肝阳上亢证高血压的食疗方是（　　）
   A. 橘皮竹茹汤　　　　　B. 何首乌大枣粥　　　　C. 菊楂钩藤决明饮
   D. 芹菜苦瓜汁　　　　　E. 桑椹粥

6. 气虚血瘀证高血压可选用的食疗方是（　　）
   A. 菊花炒肉　　　　　　B. 荷叶郁金粥　　　　　C. 枸杞茶
   D. 黄精熟地脊骨汤　　　E. 天麻橘皮茶

7. 下列哪一种食疗方可以辅助治疗高脂血症肝郁脾虚证（　　）
   A. 木耳豆腐　　　　　　B. 山药粥　　　　　　　C. 梅花粥
   D. 二菜粥　　　　　　　E. 茯苓粥

8. 脾肾阳虚证高脂血症可选用的食疗方是（　　）
   A. 苁蓉干姜粥　　　　　B. 山楂粥　　　　　　　C. 山药粥
   D. 黄金炖猪瘦肉　　　　E. 决明子粥

9. 抑郁症的治疗应以何为主（　　）
   A. 疏肝理气解郁　　　　B. 养心安神　　　　　　C. 补益心脾
   D. 滋补肝肾　　　　　　E. 滋阴养血

10. 痰气郁结证抑郁症可选用的食疗方是（　　）
    A. 川芎茶　　　　　　　B. 安神茶　　　　　　　C. 陈皮饮
    D. 菊花粥　　　　　　　E. 百合饮

11. 肝气犯胃证慢性胃炎的食疗方是（　　）

    A. 小茴香粥   B. 茉莉鸡片   C. 百合粥

    D. 山楂粥   E. 干姜花椒粥

12. 脾胃虚寒证慢性胃炎可选用的食疗方是（　　）

    A. 茵陈粥   B. 百合粥   C. 桂花莲子羹

    D. 丁香肉桂红糖煎   E. 小茴香粥

13. 胃热火郁证肥胖的施食原则是（　　）

    A. 清胃泻火，佐以消导 B. 化痰利湿，理气消脂   C. 理气解郁，活血化瘀

    D. 健脾益气，渗利水湿 E. 补益脾肾，温阳化气

14. 痰湿内盛证肥胖的施食原则是（　　）

    A. 祛风散寒，通络除湿 B. 散寒通络，祛风除湿   C. 祛风除湿，通络散寒

    D. 清热通络，祛风除湿 E. 健脾益气，渗利水湿

15. 气虚秘的施食原则是（　　）

    A. 泄热导滞，润肠通便 B. 行气导滞   C. 温阳通便

    D. 补气润肠   E. 养血润燥

16. 血虚秘的施食原则是（　　）

    A. 泄热导滞，润肠通便 B. 行气导滞   C. 温阳通便

    D. 补气润肠   E. 养血润燥

17. 阴虚秘的施食原则是（　　）

    A. 泄热导滞，润肠通便 B. 行气导滞   C. 温阳通便

    D. 补气润肠   E. 滋阴润肠通便

18. 阳虚秘的施食原则是（　　）

    A. 泄热导滞，润肠通便 B. 行气导滞   C. 温阳通便

    D. 补气润肠   E. 滋阴润肠通便

19. 阴阳两虚证糖尿病的施食原则是（　　）

    A. 清热润肺，生津止渴 B. 清胃泻火，养阴增液   C. 益气健脾，生津止渴

    D. 滋阴固肾   E. 滋阴温阳，补肾固摄

20. 肺热津伤证糖尿病的施食原则是（　　）

    A. 清热润肺，生津止渴 B. 清胃泻火，养阴增液   C. 益气健脾，生津止渴

    D. 滋阴固肾   E. 滋阴温阳，补肾固摄

21. 不属于风寒湿痹证痛风的食疗方是（　　）

    A. 威灵仙酒   B. 鳝鱼汤   C. 祛风湿药酒

    D. 双桂粥   E. 龟板煲猪脊

22. 风湿热痹证痛风的施食原则是（　　）

    A. 祛风散寒，通络除湿 B. 散寒通络，祛风除湿   C. 祛风除湿，通络散寒

    D. 清热通络，祛风除湿 E. 健脾益气，渗利水湿

三 多项选择题

1.阴虚阳亢证高血压的食疗方是（　　）

    A.桑椹粥　　　　　　　　B.芹菜决明昆布汤　　　　　C.菊楂钩藤决明饮

    D.芹菜苦瓜汁　　　　　　E.桑椹粥

2.痰浊中阻证高血压的食疗方是（　　）

    A.瓜蒌薤白天麻粥　　　　B.枳术荷叶饭　　　　　　　C.菊花炒肉

    D.山楂荷叶薏米汤　　　　E.天麻白术汤

四 简答题

1.气虚感冒的施食原则和食疗方分别是什么？

2.外感咳嗽的施食原则、分型及相应的食疗方分别有哪些？

3.气虚血瘀证高血压的施食原则及相应的食疗方分别是什么？

4.高脂血症患者的饮食原则是什么？

5.分析甘麦大枣汤的组成、制作过程及作用。

6.慢性胃炎的饮食注意有哪些？

7.气郁血瘀证肥胖的施食原则和食疗方分别是什么？

8.冷秘的施食原则和食疗方分别是什么？

9.气阴亏虚证糖尿病的施食原则和食疗方分别是什么？

10.风寒湿痹证痛风的施食原则和食疗方分别是什么？

项目六　实训指导

扫一扫
查看本项目数字化资源

学习目标

❶ 知识目标

（1）掌握：各类药膳的制作过程。

（2）熟悉：药膳原料的主要功效。

（3）了解：药膳原料的处理方法。

❷ 技能目标

（1）能够说出各类药膳的制作过程。

（2）学会各类药膳的制作过程。

（3）学会药膳原料的处理方法。

❸ 素质目标

（1）培养学生树立健康的饮食理念，养成良好的饮食习惯。

（2）进一步建立良好的师生关系和同学关系，培养团队精神、合作意识。

（3）树立医药从业者的职业道德观念，养成严谨负责的工作态度和爱岗敬业的作风。

（4）培养学生具有努力实践、实事求是、科学严谨的学风和创新意识、创新精神。

（5）实现知识的强化和巩固，激发学生对中医的思考，培养学习的兴趣和科学精神，达到学以致用的目的。

课前预习

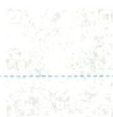

实训一　制作发散风寒类药膳

任务流程

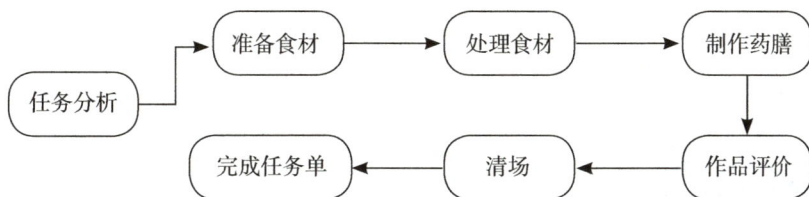

任务分析 → 准备食材 → 处理食材 → 制作药膳 → 作品评价 → 清场 → 完成任务单

工作任务

制作发散风寒类药膳。

任务分析

● 药膳原料分析

表 6-1　药膳原料分析

序号	食材名称	主要功效	处理方法
1			
2			
3			
4			
5			
6			
7			
8			

续表

序号	食材名称	主要功效	处理方法
9			
10			

二 药膳功效解析

_____

_____

_____

_____

任务实施

一 制作前准备

_____

_____

_____

_____

二 操作流程

_____

_____

_____

_____

三 清场

每完成一次药膳制作，应立即清理台面、灶台、锅具、餐具、案板、刀具、水槽、地面，按照实验室规则清除所有实验垃圾，并将垃圾分类处理。

任务评价

表6-2 评价表

作品名称			
评分项目		评价标准	得分
作品形态（20分）	观感（5分）	食材配比合理，刀工处理整齐，色泽自然悦目，有一定观赏性	
	味感（10分）	口味纯正，主味突出，调味适当，无异味	
	质感（5分）	火候得当，质感鲜明，符合其应有的质感特点	
作品功效（40分）	营养价值（20分）	营养丰富，搭配合理，有益健康	
	药用价值（20分）	能体现食材的药用价值，实现辨证施食的原则，并且食材具有一定的普遍性	
过程评价（20分）	卫生状况（10分）	洁净无异味，灶台清洁，器皿清洁；操作行为规范，操作过程清洁卫生	
	团队合作（10分）	组长认真负责，分工合理；组员操作协调，配合默契	
创意加分（10分）		除完成本作品外，能合理统筹时间，制作出健康、简便、美观、快手的创意菜品、甜品、饮品等	
现场人气加分（10分）		由品尝作品人数口碑、点赞率、回头率及现场气氛而定	
总分			

表6-3 综合考核表

序号	项目	得分	总分
1	自我评价（50分）		
2	小组互评（20分）		
3	教师评价（30分）		

心得体会

02 实训二　制作发散风热类药膳

任务流程

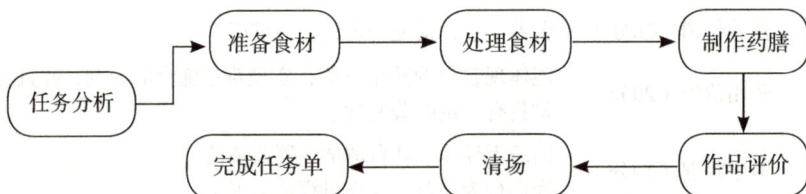

任务分析 → 准备食材 → 处理食材 → 制作药膳 → 作品评价 → 清场 → 完成任务单

工作任务

制作发散风热类药膳。

任务分析

一 药膳原料分析

表 6-4　药膳原料分析

序号	食材名称	主要功效	处理方法
1			
2			
3			
4			
5			
6			

续表

序号	食材名称	主要功效	处理方法
7			
8			
9			
10			

⊖ 药膳功效解析

任务实施

⊖ 制作前准备

⊖ 操作流程

三 清场

每完成一次药膳制作，应立即清理台面、灶台、锅具、餐具、案板、刀具、水槽、地面，按照实验室规则清除所有实验垃圾，并将垃圾分类处理。

任务评价

表6-5 评价表

作品名称				
评分项目		评价标准		得分
作品形态（20分）	观感（5分）	食材配比合理，刀工处理整齐，色泽自然悦目，有一定观赏性		
	味感（10分）	口味纯正，主味突出，调味适当，无异味		
	质感（5分）	火候得当，质感鲜明，符合其应有的质感特点		
作品功效（40分）	营养价值（20分）	营养丰富，搭配合理，有益健康		
	药用价值（20分）	能体现食材的药用价值，实现辨证施食的原则，并且食材具有一定的普遍性		
过程评价（20分）	卫生状况（10分）	洁净无异味，灶台清洁，器皿清洁；操作行为规范，操作过程清洁卫生		
	团队合作（10分）	组长认真负责，分工合理；组员操作协调，配合默契		
创意加分（10分）		除完成本作品外，能合理统筹时间，制作出健康、简便、美观、快手的创意菜品、甜品、饮品等		
现场人气加分（10分）		由品尝作品人数口碑、点赞率、回头率及现场气氛而定		
总分				

表6-6 综合考核表

序号	项目	得分	总分
1	自我评价（50分）		
2	小组互评（20分）		
3	教师评价（30分）		

心得体会

23

实训三　制作清热解暑类药膳

任务流程

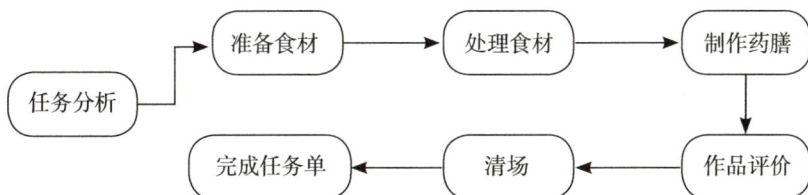

工作任务

制作清热解暑类药膳。

任务分析

● 药膳原料分析

表6-7　药膳原料分析

序号	食材名称	主要功效	处理方法
1			
2			
3			
4			
5			
6			

续表

序号	食材名称	主要功效	处理方法
7			
8			
9			
10			

● 药膳功效解析

任务实施

● 制作前准备

● 操作流程

三 清场

每完成一次药膳制作，应立即清理台面、灶台、锅具、餐具、案板、刀具、水槽、地面，按照实验室规则清除所有实验垃圾，并将垃圾分类处理。

任务评价

表6-8　评价表

作品名称			
评分项目		评价标准	得分
作品形态（20分）	观感（5分）	食材配比合理，刀工处理整齐，色泽自然悦目，有一定观赏性	
	味感（10分）	口味纯正，主味突出，调味适当，无异味	
	质感（5分）	火候得当，质感鲜明，符合其应有的质感特点	
作品功效（40分）	营养价值（20分）	营养丰富，搭配合理，有益健康	
	药用价值（20分）	能体现食材的药用价值，实现辨证施食的原则，并且食材具有一定的普遍性	
过程评价（20分）	卫生状况（10分）	洁净无异味，灶台清洁，器皿清洁；操作行为规范，操作过程清洁卫生	
	团队合作（10分）	组长认真负责，分工合理；组员操作协调，配合默契	
创意加分（10分）		除完成本作品外，能合理统筹时间，制作出健康、简便、美观、快手的创意菜品、甜品、饮品等	
现场人气加分（10分）		由品尝作品人数口碑、点赞率、回头率及现场气氛而定	
总分			

表6-9　综合考核表

序号	项目	得分	总分
1	自我评价（50分）		
2	小组互评（20分）		
3	教师评价（30分）		

心得体会

04 实训四 制作温里类药膳

任务流程

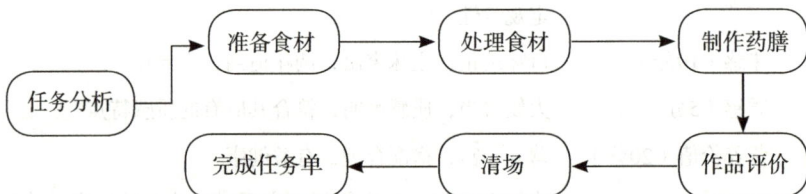

工作任务

制作温里类药膳。

任务分析

一 药膳原料分析

表6-10 药膳原料分析

序号	食材名称	主要功效	处理方法
1			
2			
3			
4			
5			
6			
7			

续表

序号	食材名称	主要功效	处理方法
8			
9			
10			

⊖ 药膳功效解析

_____

_____

_____

_____

任务实施

⊖ 制作前准备

_____

_____

_____

_____

⊜ 操作流程

_____

_____

_____

_____

三 清场

每完成一次药膳制作，应立即清理台面、灶台、锅具、餐具、案板、刀具、水槽、地面，按照实验室规则清除所有实验垃圾，并将垃圾分类处理。

任务评价

表6-11　评价表

作品名称			
评分项目		评价标准	得分
作品形态（20分）	观感（5分）	食材配比合理，刀工处理整齐，色泽自然悦目，有一定观赏性	
	味感（10分）	口味纯正，主味突出，调味适当，无异味	
	质感（5分）	火候得当，质感鲜明，符合其应有的质感特点	
作品功效（40分）	营养价值（20分）	营养丰富，搭配合理，有益健康	
	药用价值（20分）	能体现食材的药用价值，实现辨证施食的原则，并且食材具有一定的普遍性	
过程评价（20分）	卫生状况（10分）	洁净无异味，灶台清洁，器皿清洁；操作行为规范，操作过程清洁卫生	
	团队合作（10分）	组长认真负责，分工合理；组员操作协调，配合默契	
创意加分（10分）		除完成本作品外，能合理统筹时间，制作出健康、简便、美观、快手的创意菜品、甜品、饮品等	
现场人气加分（10分）		由品尝作品人数口碑、点赞率、回头率及现场气氛而定	
总分			

表6-12　综合考核表

序号	项目	得分	总分
1	自我评价（50分）		
2	小组互评（20分）		
3	教师评价（30分）		

心得体会

实训五　制作消食类药膳

任务流程

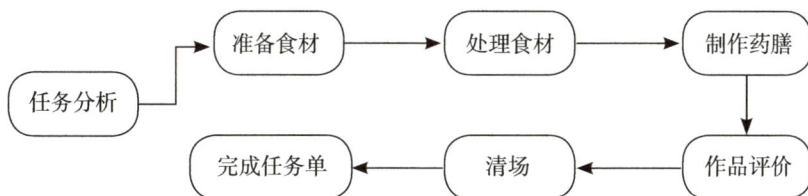

工作任务

制作消食类药膳。

任务分析

一　药膳原料分析

表 6-13　药膳原料分析

序号	食材名称	主要功效	处理方法
1			
2			
3			
4			
5			
6			
7			

续表

序号	食材名称	主要功效	处理方法
8			
9			
10			

⊖ 药膳功效解析

任务实施

⊖ 制作前准备

⊖ 操作流程

三 清场

每完成一次药膳制作，应立即清理台面、灶台、锅具、餐具、案板、刀具、水槽、地面，按照实验室规则清除所有实验垃圾，并将垃圾分类处理。

任务评价

表6-14　评价表

作品名称			
评分项目		评价标准	得分
作品形态（20分）	观感（5分）	食材配比合理，刀工处理整齐，色泽自然悦目，有一定观赏性	
	味感（10分）	口味纯正，主味突出，调味适当，无异味	
	质感（5分）	火候得当，质感鲜明，符合其应有的质感特点	
作品功效（40分）	营养价值（20分）	营养丰富，搭配合理，有益健康	
	药用价值（20分）	能体现食材的药用价值，实现辨证施食的原则，并且食材具有一定的普遍性	
过程评价（20分）	卫生状况（10分）	洁净无异味，灶台清洁，器皿清洁；操作行为规范，操作过程清洁卫生	
	团队合作（10分）	组长认真负责，分工合理；组员操作协调，配合默契	
创意加分（10分）		除完成本作品外，能合理统筹时间，制作出健康、简便、美观、快手的创意菜品、甜品、饮品等	
现场人气加分（10分）		由品尝作品人数口碑、点赞率、回头率及现场气氛而定	
总分			

表6-15　综合考核表

序号	项目	得分	总分
1	自我评价（50分）		
2	小组互评（20分）		
3	教师评价（30分）		

心得体会

06 实训六 制作补气类药膳

任务流程

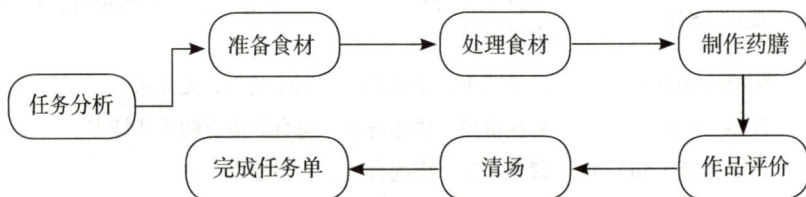

任务分析 → 准备食材 → 处理食材 → 制作药膳 → 作品评价 → 清场 → 完成任务单

工作任务

制作补气类药膳。

任务分析

一 药膳原料分析

表6-16 药膳原料分析

序号	食材名称	主要功效	处理方法
1			
2			
3			
4			
5			
6			
7			

续表

序号	食材名称	主要功效	处理方法
8			
9			
10			

➖ 药膳功效解析

_____

_____

_____

_____

任务实施

➖ 制作前准备

_____

_____

_____

_____

➖ 操作流程

_____

_____

_____

_____

三 清场

每完成一次药膳制作，应立即清理台面、灶台、锅具、餐具、案板、刀具、水槽、地面，按照实验室规则清除所有实验垃圾，并将垃圾分类处理。

任务评价

表6-17　评价表

作品名称			
评分项目		评价标准	得分
作品形态（20分）	观感（5分）	食材配比合理，刀工处理整齐，色泽自然悦目，有一定观赏性	
	味感（10分）	口味纯正，主味突出，调味适当，无异味	
	质感（5分）	火候得当，质感鲜明，符合其应有的质感特点	
作品功效（40分）	营养价值（20分）	营养丰富，搭配合理，有益健康	
	药用价值（20分）	能体现食材的药用价值，实现辨证施食的原则，并且食材具有一定的普遍性	
过程评价（20分）	卫生状况（10分）	洁净无异味，灶台清洁，器皿清洁；操作行为规范，操作过程清洁卫生	
	团队合作（10分）	组长认真负责，分工合理；组员操作协调，配合默契	
创意加分（10分）		除完成本作品外，能合理统筹时间，制作出健康、简便、美观、快手的创意菜品、甜品、饮品等	
现场人气加分（10分）		由品尝作品人数口碑、点赞率、回头率及现场气氛而定	
总分			

表6-18　综合考核表

序号	项目	得分	总分
1	自我评价（50分）		
2	小组互评（20分）		
3	教师评价（30分）		

心得体会

07

实训七 制作补阳类药膳

任务流程

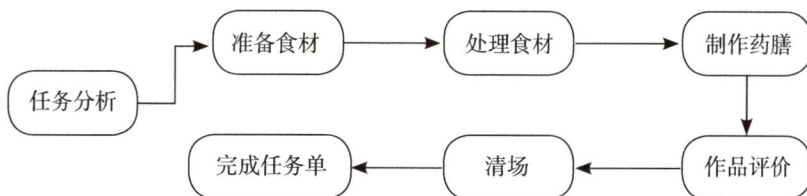

任务分析 → 准备食材 → 处理食材 → 制作药膳 → 作品评价 → 清场 → 完成任务单

工作任务

制作补阳类药膳。

任务分析

一 药膳原料分析

表 6-19 药膳原料分析

序号	食材名称	主要功效	处理方法
1			
2			
3			
4			
5			
6			
7			

续表

序号	食材名称	主要功效	处理方法
8			
9			
10			

➋ 药膳功效解析

_____

_____

_____

_____

任务实施

➊ 制作前准备

_____

_____

_____

_____

➋ 操作流程

_____

_____

_____

_____

三 清场

每完成一次药膳制作，应立即清理台面、灶台、锅具、餐具、案板、刀具、水槽、地面，按照实验室规则清除所有实验垃圾，并将垃圾分类处理。

任务评价

表6-20 评价表

作品名称			
评分项目		评价标准	得分
作品形态（20分）	观感（5分）	食材配比合理，刀工处理整齐，色泽自然悦目，有一定观赏性	
	味感（10分）	口味纯正，主味突出，调味适当，无异味	
	质感（5分）	火候得当，质感鲜明，符合其应有的质感特点	
作品功效（40分）	营养价值（20分）	营养丰富，搭配合理，有益健康	
	药用价值（20分）	能体现食材的药用价值，实现辨证施食的原则，并且食材具有一定的普遍性	
过程评价（20分）	卫生状况（10分）	洁净无异味，灶台清洁，器皿清洁；操作行为规范，操作过程清洁卫生	
	团队合作（10分）	组长认真负责，分工合理；组员操作协调，配合默契	
创意加分（10分）		除完成本作品外，能合理统筹时间，制作出健康、简便、美观、快手的创意菜品、甜品、饮品等	
现场人气加分（10分）		由品尝作品人数口碑、点赞率、回头率及现场气氛而定	
总分			

表6-21 综合考核表

序号	项目	得分	总分
1	自我评价（50分）		
2	小组互评（20分）		
3	教师评价（30分）		

心得体会

08 实训八 制作滋阴类药膳

任务流程

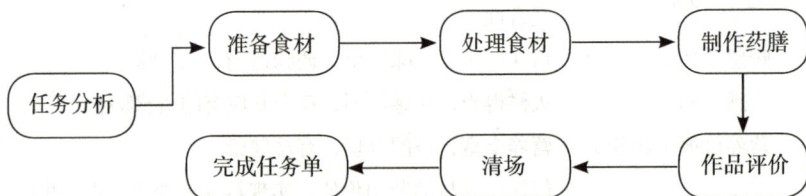

```
任务分析 → 准备食材 → 处理食材 → 制作药膳
                                        ↓
完成任务单 ← 清场 ← 作品评价
```

工作任务

制作滋阴类药膳。

任务分析

一 药膳原料分析

表6-22 药膳原料分析

序号	食材名称	主要功效	处理方法
1			
2			
3			
4			
5			
6			
7			

续表

序号	食材名称	主要功效	处理方法
8			
9			
10			

🔵 药膳功效解析

任务实施

🔵 制作前准备

🔵 操作流程

三 清场

每完成一次药膳制作，应立即清理台面、灶台、锅具、餐具、案板、刀具、水槽、地面，按照实验室规则清除所有实验垃圾，并将垃圾分类处理。

任务评价

表6-23　评价表

作品名称			
评分项目		评价标准	得分
作品形态（20分）	观感（5分）	食材配比合理，刀工处理整齐，色泽自然悦目，有一定观赏性	
	味感（10分）	口味纯正，主味突出，调味适当，无异味	
	质感（5分）	火候得当，质感鲜明，符合其应有的质感特点	
作品功效（40分）	营养价值（20分）	营养丰富，搭配合理，有益健康	
	药用价值（20分）	能体现食材的药用价值，实现辨证施食的原则，并且食材具有一定的普遍性	
过程评价（20分）	卫生状况（10分）	洁净无异味，灶台清洁，器皿清洁；操作行为规范，操作过程清洁卫生	
	团队合作（10分）	组长认真负责，分工合理；组员操作协调，配合默契	
创意加分（10分）		除完成本作品外，能合理统筹时间，制作出健康、简便、美观、快手的创意菜品、甜品、饮品等	
现场人气加分（10分）		由品尝作品人数口碑、点赞率、回头率及现场气氛而定	
总分			

表6-24　综合考核表

序号	项目	得分	总分
1	自我评价（50分）		
2	小组互评（20分）		
3	教师评价（30分）		

心得体会

29

实训九　制作补血类药膳

任务流程

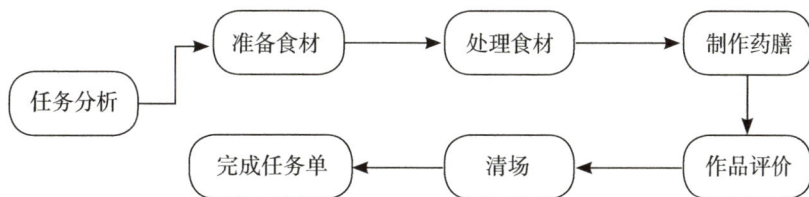

任务分析 → 准备食材 → 处理食材 → 制作药膳 → 作品评价 → 清场 → 完成任务单

工作任务

制作补血类药膳。

任务分析

一　药膳原料分析

表 6-25　药膳原料分析

序号	食材名称	主要功效	处理方法
1			
2			
3			
4			
5			
6			
7			

续表

序号	食材名称	主要功效	处理方法
8			
9			
10			

药膳功效解析

任务实施

制作前准备

操作流程

三 清场

每完成一次药膳制作，应立即清理台面、灶台、锅具、餐具、案板、刀具、水槽、地面，按照实验室规则清除所有实验垃圾，并将垃圾分类处理。

任务评价

表 6-26　评价表

作品名称			
评分项目		评价标准	得分
作品形态（20分）	观感（5分）	食材配比合理，刀工处理整齐，色泽自然悦目，有一定观赏性	
	味感（10分）	口味纯正，主味突出，调味适当，无异味	
	质感（5分）	火候得当，质感鲜明，符合其应有的质感特点	
作品功效（40分）	营养价值（20分）	营养丰富，搭配合理，有益健康	
	药用价值（20分）	能体现食材的药用价值，实现辨证施食的原则，并且食材具有一定的普遍性	
过程评价（20分）	卫生状况（10分）	洁净无异味，灶台清洁，器皿清洁；操作行为规范，操作过程清洁卫生	
	团队合作（10分）	组长认真负责，分工合理；组员操作协调，配合默契	
创意加分（10分）		除完成本作品外，能合理统筹时间，制作出健康、简便、美观、快手的创意菜品、甜品、饮品等	
现场人气加分（10分）		由品尝作品人数口碑、点赞率、回头率及现场气氛而定	
总分			

表 6-27　综合考核表

序号	项目	得分	总分
1	自我评价（50分）		
2	小组互评（20分）		
3	教师评价（30分）		

心得体会

10 实训十 制作脾虚不运证肥胖人群药膳

任务流程

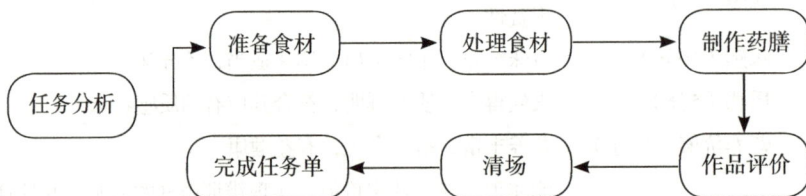

工作任务

制作脾虚不运证肥胖人群药膳。

任务分析

一 药膳原料分析

表6-28 药膳原料分析

序号	食材名称	主要功效	处理方法
1			
2			
3			
4			
5			
6			
7			

续表

序号	食材名称	主要功效	处理方法
8			
9			
10			

⊜ 药膳功效解析

任务实施

⊜ 制作前准备

⊜ 操作流程

三 清场

每完成一次药膳制作，应立即清理台面、灶台、锅具、餐具、案板、刀具、水槽、地面，按照实验室规则清除所有实验垃圾，并将垃圾分类处理。

任务评价

表 6-29　评价表

作品名称			
评分项目		评价标准	得分
作品形态（20分）	观感（5分）	食材配比合理，刀工处理整齐，色泽自然悦目，有一定观赏性	
	味感（10分）	口味纯正，主味突出，调味适当，无异味	
	质感（5分）	火候得当，质感鲜明，符合其应有的质感特点	
作品功效（40分）	营养价值（20分）	营养丰富，搭配合理，有益健康	
	药用价值（20分）	能体现食材的药用价值，实现辨证施食的原则，并且食材具有一定的普遍性	
过程评价（20分）	卫生状况（10分）	洁净无异味，灶台清洁，器皿清洁；操作行为规范，操作过程清洁卫生	
	团队合作（10分）	组长认真负责，分工合理；组员操作协调，配合默契	
创意加分（10分）		除完成本作品外，能合理统筹时间，制作出健康、简便、美观、快手的创意菜品、甜品、饮品等	
现场人气加分（10分）		由品尝作品人数口碑、点赞率、回头率及现场气氛而定	
总分			

表 6-30　综合考核表

序号	项目	得分	总分
1	自我评价（50分）		
2	小组互评（20分）		
3	教师评价（30分）		

心得体会

实训十一　制作气虚血瘀证高血压人群药膳

任务流程

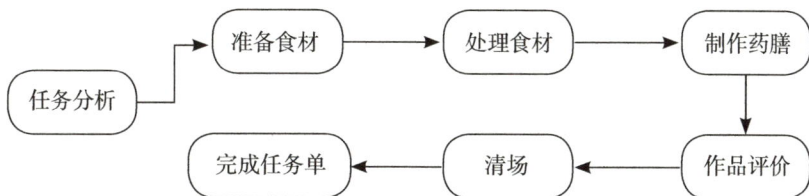

工作任务

制作气虚血瘀证高血压人群药膳。

任务分析

一　药膳原料分析

表6-31　药膳原料分析

序号	食材名称	主要功效	处理方法
1			
2			
3			
4			
5			
6			
7			

续表

序号	食材名称	主要功效	处理方法
8			
9			
10			

⚋ 药膳功效解析

任务实施

⚊ 制作前准备

⚋ 操作流程

三 清场

每完成一次药膳制作，应立即清理台面、灶台、锅具、餐具、案板、刀具、水槽、地面，按照实验室规则清除所有实验垃圾，并将垃圾分类处理。

任务评价

表6-32　评价表

作品名称			
评分项目		评价标准	得分
作品形态（20分）	观感（5分）	食材配比合理，刀工处理整齐，色泽自然悦目，有一定观赏性	
	味感（10分）	口味纯正，主味突出，调味适当，无异味	
	质感（5分）	火候得当，质感鲜明，符合其应有的质感特点	
作品功效（40分）	营养价值（20分）	营养丰富，搭配合理，有益健康	
	药用价值（20分）	能体现食材的药用价值，实现辨证施食的原则，并且食材具有一定的普遍性	
过程评价（20分）	卫生状况（10分）	洁净无异味，灶台清洁，器皿清洁；操作行为规范，操作过程清洁卫生	
	团队合作（10分）	组长认真负责，分工合理；组员操作协调，配合默契	
创意加分（10分）		除完成本作品外，能合理统筹时间，制作出健康、简便、美观、快手的创意菜品、甜品、饮品等	
现场人气加分（10分）		由品尝作品人数口碑、点赞率、回头率及现场气氛而定	
总分			

表6-33　综合考核表

序号	项目	得分	总分
1	自我评价（50分）		
2	小组互评（20分）		
3	教师评价（30分）		

心得体会

12 实训十二　制作热秘人群药膳

任务流程

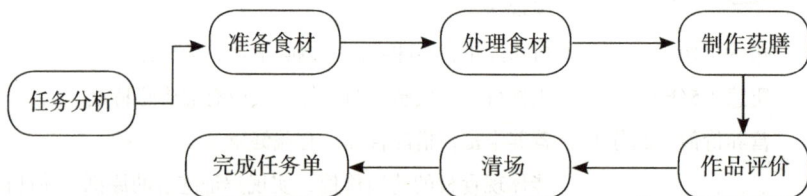

```
                  准备食材 ──→ 处理食材 ──→ 制作药膳
                ↗                              │
        任务分析                               ↓
        完成任务单 ←── 清场 ←── 作品评价
```

工作任务

制作热秘人群药膳。

任务分析

一 药膳原料分析

表6-34　药膳原料分析

序号	食材名称	主要功效	处理方法
1			
2			
3			
4			
5			
6			
7			

续表

序号	食材名称	主要功效	处理方法
8			
9			
10			

药膳功效解析

任务实施

制作前准备

操作流程

三 清场

每完成一次药膳制作，应立即清理台面、灶台、锅具、餐具、案板、刀具、水槽、地面，按照实验室规则清除所有实验垃圾，并将垃圾分类处理。

任务评价

表6-35 评价表

作品名称			
评分项目		评价标准	得分
作品形态（20分）	观感（5分）	食材配比合理，刀工处理整齐，色泽自然悦目，有一定观赏性	
	味感（10分）	口味纯正，主味突出，调味适当，无异味	
	质感（5分）	火候得当，质感鲜明，符合其应有的质感特点	
作品功效（40分）	营养价值（20分）	营养丰富，搭配合理，有益健康	
	药用价值（20分）	能体现食材的药用价值，实现辨证施食的原则，并且食材具有一定的普遍性	
过程评价（20分）	卫生状况（10分）	洁净无异味，灶台清洁，器皿清洁；操作行为规范，操作过程清洁卫生	
	团队合作（10分）	组长认真负责，分工合理；组员操作协调，配合默契	
创意加分（10分）		除完成本作品外，能合理统筹时间，制作出健康、简便、美观、快手的创意菜品、甜品、饮品等	
现场人气加分（10分）		由品尝作品人数口碑、点赞率、回头率及现场气氛而定	
总分			

表6-36 综合考核表

序号	项目	得分	总分
1	自我评价（50分）		
2	小组互评（20分）		
3	教师评价（30分）		

心得体会